T0303749

Vidyamala Burch
y Danny Penman

Tú no eres tu dolor

Mindfulness para aliviar el dolor, reducir el estrés y recuperar el bienestar

Prólogo de Javier García Campayo

Prefacio de Mark Williams

Traducción de David González Raga

Acceso directo de audio a ocho meditaciones guiadas

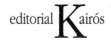

editorial Kairós

Título original: MINDFULNESS FOR HEALTH

© 2013 by Danny Penman and Vidyamala Burch
© de la edición en castellano:
  2017 by Editorial Kairós, S.A.
  Numancia 117-121, 08029 Barcelona, España
  www.editorialkairos.com
© de la traducción del inglés: David González Raga

Revisión: Alicia Conde
Fotocomposición: Moelmo. 08009 Barcelona
Diseño cubierta: Katrien van Steen

Impresión y encuadernación: Romanyà-Valls. 08786 Capellades

Primera edición con códigos QR: Octubre 2017
Sexta edición con códigos QR: Enero 2022

ISBN: 978-84-9988-615-2
Depósito legal: B 23.539-2017

Este libro ha sido impreso con pape que proviene de fuentes
respetuosas con la sociedad y el medio ambiente y cuenta con los
requisitos necesarios para ser considerado un «libro amigo de los bosques».

Asume la responsabilidad de tu cuerpo. Busca, en el caso de que tengas dudas sobre algún aspecto del programa, el consejo de un profesional de la salud. Y, si ya cuentas con un programa de fisioterapia o un plan de trabajo que te funcione, no lo abandones, sino compleméntalo con este. La meditación no reemplaza a la medicación. No modifiques la administración de un fármaco sin consultar antes con tu médico y, si descubres que puedes reducir tu dosis, asegúrate de hacerlo de manera gradual y bien gestionada. Y, en el caso de que no puedas hacerlo, el mindfulness te ayudará a volver a encarrilar tu vida, enriqueciéndola y aportándole una mayor textura.

Son muchas las cosas que pueden facilitar tu aprendizaje cuando lleves a la práctica el programa presentado en este libro. Respira Vida Breathworks te permite apuntarte a un grupo presencial o integrarte en un grupo *online*. Y también puedes contar con clases y apoyo individual (los lectores interesados en más detalles y en consultar una lista de los profesores acreditados de Respira Vida Breathworks pueden visitar www.respiravida-breathworks.net).

A la dulce pequeña Sasha May Penman
DANNY

A todos los integrantes de Respira Vida Breathworks,
profundamente agradecida por compartir mi visión
y contribuir a hacerla real.
VIDYAMALA

Sumario

Agradecimientos   **9**

Prólogo *de Javier García Campayo*   **13**

Prefacio *de Mark Williams*   **17**

1. Cada momento es una nueva oportunidad   **21**

2. Cuando te resistes a algo, lo fortaleces   **33**

3. Introducción al programa de mindfulness   **59**

4. Semana 1: El caballo salvaje   **77**

5. Semana 2: Tú no eres tus pensamientos   **101**

6. Semana 3: Aprende a responder en lugar de reaccionar   **129**

7. Semana 4: Observa cómo se disuelven el sufrimiento y el estrés   **157**

8. Semana 5: El placer de las pequeñas cosas   **185**

9. Semana 6: La tierna gravedad de la bondad   **207**

10. Semana 7: No estás solo   **229**

11. Semana 8: La vida vive a través de ti   **251**

Notas 267

Recursos 275

Lecturas adicionales 281

Apéndice 285

Agradecimientos

Este libro no hubiera sido posible sin la amplia red de personas que tan generosamente nos brindaron su aliento, su tiempo y su ayuda.

Estamos muy agradecidos a Sheila Crowley y Curtis Brown y a Anne Lawrance y su equipo de Piatkus. Vidyamala quiere expresar su especial agradecimiento a la Comisión del Milenio del Reino Unido, que, en el año 2001, le otorgó una beca para personas discapacitadas que deseaban contribuir a la comunidad. Sin ese empujón inicial, el proyecto Peace of Mind no se habría puesto en marcha y Breathworks, como acabó conociéndose el proyecto en 2004, jamás hubiese llegado a ver la luz. También estamos muy agradecidos a Sona Fricker y Gay Hennessey, cofundadores de Breathworks, junto al resto del equipo central de Manchester (Colin Duff, Singhashri Gazmuri, Jennifer Jones, Di Kaylor y Karunavajri Morris). También queremos dar las gracias a los centenares de profesores que, repartidos por todo el mundo, se han dedicado a difundir el mensaje de Respira Vida Breathworks y a los miles de enfermos y personas obligadas a convivir con el dolor que, a lo largo de los años, han participado en este programa. Su valentía y apertura nos han ayudado a recopilar el material incluido en este libro. Son muchas las personas que, con el paso del tiempo, han compartido generosamente con nosotros su historia y cuyos nombres, en el caso de mencionarlos, hemos modificado para proteger su intimidad.

El contenido principal del programa de este libro se basa en un curso *online* elaborado por Vidyamala y desarrollado en colaboración con el Mindfulness Center de Suecia, fundado por el doctor Ola Schenstrom.

Danny está especialmente agradecido a Mark Jackson y su equipo de la Bristol Royal Infirmary, que, después de un accidente de parapente, reconstruyeron su pierna. Fue precisamente ese episodio el que, con la intención de aliviar el dolor y acelerar el proceso de sanación, le acercó al mindfulness.

Queremos dar las gracias también a nuestro equipo de consejeros médicos y académicos, todos los cuales han dedicado muchos años a ayudar a las personas a gestionar el sufrimiento asociado al dolor crónico: el profesor Lance MacCracken, del King's College y Saint Thomas NHS Foundation Trust, el profesor Stephen Morley, de la Universidad de Leeds y la doctora Amanda C de C Williams, de la Universidad de Londres.

Estamos especialmente agradecidos a Jon Kabat-Zinn, el científico de la facultad de medicina de la Universidad de Massachusetts que primero aplicó el mindfulness al contexto sanitario occidental. Y también queremos dar las gracias, obviamente, al profesor Mark Williams, de la Universidad de Oxford, que tanto apoyo nos ha brindado en nuestro trabajo.

Gracias también a Sona, la pareja de Vidyamala, y a Bella, la esposa de Danny, por su infatigable e incondicional apoyo. Y gracias, por último, a la hija pequeña de Danny, Sasha May, que ha sido, para nosotros, una verdadera inspiración.

Agradecimientos para la edición en español:

Estamos muy agradecidos al trabajo de traducción de David González Raga, Agustín Pániker y su equipo de la Editorial Kairós por hacer disponible este libro a todo el mundo hispanohablante.

También estamos especialmente agradecidos Dharmakirti Zuázquita y Silamani Guirao del equipo de Respira Vida Breathworks en España, por haber revisado la traducción y realizado la grabación de los audios con las meditaciones que acompañan a este libro.

Prólogo

El dolor es el síntoma más frecuente en la especie humana, el que le ha acompañado desde el principio de los tiempos. El dolor se considera, también, una de las experiencias más incapacitantes y que mayor sufrimiento conllevan, por lo que ha sido etiquetado como una maldición bíblica. Esta carga emocional negativa frecuentemente asociada al dolor explica que, a lo largo de la historia, muchas religiones lo han interpretado, simultáneamente, tanto como un castigo como con una forma de redención.[1] Por eso, el dolor es mucho más que un síntoma de enfermedad, ya que va acompañado de emociones, generalmente negativas, y de una narrativa personal que lo interpreta y le da sentido, modificando incluso la visión que tenemos de nosotros mismos.

Las profesiones de ayuda (médicos, psicólogos, enfermeros, trabajadores sociales, etc.) están continuamente expuestas al sufrimiento humano, y el dolor es una de las principales causas de ese sufrimiento. Por otra parte, uno de los requisitos básicos para poder realizar esta actividad de una forma adecuada es la empatía. Podríamos describirla como el intento de entender el sufrimiento de los demás y acompañarles en su proceso.[2] Pero ¿cómo podemos comprender el sufrimiento de los otros?

Si atendemos a nuestros orígenes culturales, en la antigüedad grecolatina clásica se consideraba que la forma regia de empatizar y de entender el sufrimiento de los demás, era habiendo sufrido anteriormente. La cita del historiador griego Herodoto resume esta visión: «Mis sufrimientos han constituido mi aprendizaje». Sin embargo, sabemos que no siempre el dolor y el sufrimiento implican crecimiento personal, sino que, a menudo, se producen mecanismos de afrontamiento inadecuados, cuando no claramente patológicos.

Vidyamala Burch, la autora de este libro, nos recuerda al doctor Rieux, médico protagonista de la novela *La peste* de Albert Camus. En ella, cuando un paciente, sorprendido por la enorme capacidad de empatía del doctor, le preguntó: «¿Quién le enseñó todo esto, doctor?», el galeno respondió de forma natural: «Lo aprendí sufriendo». Al acabar el libro, el lector podrá estar más o menos de acuerdo con las tesis de Vidyamala, pero lo que nadie podrá negar es que sabe de lo que habla, que sabe lo que es el dolor en primera persona.

Vidyamala tiene una de esas biografías que impresiona. A los 23 años sufre un grave accidente de tráfico que lesionó irreversiblemente su columna cervical, pese a varias intervenciones quirúrgicas, por lo que desde entonces precisó de una persona que le ayudase continuamente. Su nueva vida, lejos de hundirla en la miseria emocional, como hubiese sido lo más habitual, la llevó a enfocar su día a día como un desafío que le permite ayudarse a sí misma y ayudar a los demás. Se incorporó a la Orden Budista Triratna y, tras abandonar su Nueva Zelanda natal, se trasladó a Gran Bretaña, donde vivió en un centro de retiros durante algún tiempo, para después empezar a enseñar en entornos budistas.

Como hacen las personas con sabiduría, Vidyamala aplica aquello en lo que es experta, las técnicas del mindfulness, a un problema concreto que es central en su vida: el dolor físico. De esta forma, es la pionera a nivel internacional en desarrollar un programa de mindfulness para el tratamiento del dolor crónico. Y como hacen las personas con compasión, puede mirar más allá de sí misma y ofrecer al mundo lo que ha aprendido y desarrollado. La consecuencia es uno de los programas más efectivos, aceptados y difundidos para el tratamiento del dolor.

Aunque Vidyamala ya había escrito algún otro libro sobre este tema, como *Vivir bien con el dolor y la enfermedad. Mindfulness para liberarte del sufrimiento*, publicado también por la Editorial Kairós, en este ofrece una visión diferente del tema. Al lector le bastará con hojearlo para darse cuenta rápidamente de que no es un libro ordinario y de que vale la pena leerlo. Uno sabe que va a aprender elementos que podrá aplicar en la vida diaria, experimente o no dolor, porque nos permite conectar con el núcleo de nuestra naturaleza humana.

En un plano general, lo que nos enseña es que, independientemente de lo negativo que sea lo que nos ocurra y de que no podamos evitarlo, uno siempre puede elegir cómo reaccionar. Es decir que, aunque tengamos emociones, no implica que tengamos que estar gobernados por ellas. Parafraseando al profesor Steven Hayes, este libro nos invita a «salir de nuestra mente y entrar en nuestra vida».

En un plano más específico, pensando en personas con dolor crónico (o con una enfermedad crónica, aunque no sea dolorosa) y para profesionales de ayuda que trabajen con estos pacientes, nos enseña también dos temas básicos que constituyen el núcleo del mindfulness: atención y amabilidad. En primer lugar, nos permite entender que, frente a la actitud habitual ante el dolor de rechazarlo, negarlo o huir, el aumento de la conciencia corporal y de la atención a las sensaciones somáticas disminuye el dolor. En segundo lugar, llevar afecto y cuidado a la zona que duele y a nosotros mismos es también una actitud radicalmente distinta a la respuesta natural basada en la resistencia o la evitación, ya que ambas aumentan el dolor. Sobre esta base de atención y amabilidad surge, naturalmente, la conexión. Las personas con dolor y sufrimiento tienden a aislarse del mundo, con lo que magnifican su malestar al centrar toda la atención en él. La conexión con el resto de la extensa familia humana hace que nos sintamos parte de algo más grande y hermoso, donde nuestro dolor, aunque importante, no tiene por qué ser el centro de nuestra vida.

Este es un libro conmovedor, sencillo y práctico. Es útil para todo el mundo, padezca o no dolor en la actualidad, ya que todos vamos a acabar experimentando dolor a lo largo de nuestra vida. Y es un libro que no deja indiferente, fruto lógico de una persona con la que es imposible no conectar por su compasión y sabiduría.

5 de enero de 2016

JAVIER GARCÍA CAMPAYO
Profesor Titular Acreditado de Psiquiatría
Director del Máster de Mindfulness de la Universidad de Zaragoza
Autor de *Manual de mindfulness: curiosidad y aceptación*

Prefacio de Mark Williams

El mindfulness entraña una curiosa paradoja. Y es que, aunque *mindfulness* signifique «conciencia», cuando experimentamos el dolor físico que acompaña a una enfermedad crónica o a una lesión traumática, parecemos *demasiado* conscientes de nuestro sufrimiento. ¿De qué manera puede servirnos entonces el hecho de ser *más* conscientes?

Esto es precisamente lo que, en este hermoso y compasivo libro, nos explican Vidyamala Burch y Danny Penman. Según dicen, ciertos procesos mentales sutiles intensifican el dolor y el malestar de los que queremos desembarazarnos. Pero es precisamente la automaticidad de esos agravantes (es decir, el hecho de que ocurran sin nuestra intervención consciente), la que explica la necesidad de dirigir, hacia ellos, el faro de nuestra atención. Porque, si este proceso discurre «en la oscuridad», uno permanece perdido y a solas con su dolor, pero, cuando lo iluminamos con la luz de la atención, el sufrimiento empieza a aliviarse.

Pero Vidyamala y Danny no se limitan a darnos una explicación científica clara y actualizada del modo en que esto ocurre, sino que también nos proporcionan una guía para enfrentarnos sistemáticamente al sufrimiento. La esencia de estas prácticas breves de meditación nos ayuda a recopilar el valor necesario para acercarnos al núcleo más intenso del dolor, observarlo con atención y curiosidad y ver cómo van disipándose las tendencias automáticas de nuestra mente. De ese modo, el lector aprenderá a separar las actividades interesantes de las nocivas y el modo de ir abriendo la mente –en ocasiones dura e implacable– a una compasión que acaba disolviendo, por más extraño que pueda parecer, gran parte del sufrimiento que anteriormente parecía insuperable.

Tengo el privilegio de conocer a Vidyamala y Danny desde hace muchos años. Los dos escriben desde su experiencia y saben perfectamente lo que es padecer un dolor que, en un momento, parecía interminable. Para Vidyamala se trató del resultado de una caída que, cinco años más tarde, se vio seguida por un accidente de tráfico mientras que, para Danny, se debió a un accidente de parapente. Ambos describen, en este libro, su experiencia y el modo en que se vieron atrapados en un dolor agudo y crónico del que no podían escapar. Y los dos acabaron descubriendo también, en el cultivo de la meditación mindfulness, un camino para liberarse del sufrimiento. Basándose en su experiencia, Vidyamala escribió *Vivir bien con el dolor y la enfermedad* y fundó Respira Vida Breathworks, una organización destinada a ayudar a quienes padecen de estrés, dolor y enfermedad crónicas. Son muchas las personas que se han beneficiado de sus escritos y de su trabajo y formación clínica. Fue precisamente gracias a ella que Danny descubrió la terapia cognitiva basada en el mindfulness (TCBM) y escribió elocuentemente al respecto en el superventas *Mindfulness: Guía práctica para encontrar la paz en un mundo frenético*, que ha ayudado a muchas personas.

El libro que el lector sostiene ahora entre sus manos contiene muchas historias inspiradoras de personas cuya vida parecía definitivamente destruida por una enfermedad, un accidente o un trauma y que habían renunciado a toda esperanza. Para algunos, el aliento proporcionado por la moderna comprensión científica del dolor

(y la evidencia de que el mindfulness constituye un enfoque radicalmente nuevo y eficaz al sufrimiento) puede haberles inspirado a in-
tentar este abordaje. Pero, si bien la ciencia puede motivarles a emprender ese enfoque, es improbable que, cuando las cosas van mal,
sigan manteniendo la misma motivación. Es entonces cuando entra
en escena la filosofía en la que se asientan el mindfulness y Jon Kabat-Zinn, el creador de esta aplicación del mindfulness al moderno
sistema sanitario. Jon ha dicho –muy acertadamente, en mi opinión–
que, con independencia de las lesiones y enfermedades que padez-
cas, «mientras sigues respirando hay, en ti, más cosas acertadas que
equivocadas».

Esta visión de la enfermedad y el enfoque atento a la medicina
corpomental nos enseñan que todos poseemos recursos profundos
de los que somos inconscientes y que nadie nos ha enseñado a reconocer ni cultivar. Es imposible ignorar o desdeñar el dolor. Bajo su
clamoroso ruido yace, sin embargo, una totalidad profunda que no
se ve afectada por el dolor ni la enfermedad, una totalidad que puede ser re-habitada si, por unos instantes, nos acercamos, restablece-
mos contacto y nos familiarizarnos amorosamente con un cuerpo
que tan mal parece estar tratándonos.

Este es un enfoque cuyo cultivo, aunque no sea sencillo, es muy
factible. Para ello hace falta paciencia, valor y la disposición a practicar. Y, aunque nadie pueda hacer el trabajo por ti, Vidyamala y Danny
son guías muy valiosos y en los que puedes confiar. Ellos han escrito este libro para guiarte a lo largo de este proceso. Ojalá puedas, de
su mano, descubrir las grandes ventajas del mindfulness, mientras
la práctica diaria va restableciendo gradualmente el contacto con la
persona extraordinaria que ya eres.

Profesor MARK WILLIAMS
Universidad de Oxford

1. Cada momento es una nueva oportunidad

El dolor parece acentuarse al anochecer. Es como si, en el silencio, hubiese algo que intensificase el sufrimiento. Y es que, aunque tomes una dosis masiva de analgésicos, el dolor no tarda en regresar con más intensidad si cabe. Quieres hacer algo –*lo que sea*– para acabar con el dolor, pero todos tus intentos se ven abocados al fracaso. Moverte duele, no hacer nada duele, e ignorar el dolor también duele. Pero lo que duele no es solo el dolor porque, cuanto más desesperadamente te empeñas en escapar de él, mayor es el sufrimiento que experimentas. Entonces tu mente puede verse aguijoneada por preguntas tan acuciantes como molestas: «¿Qué pasará si no me recupero?», «¿Y si empeora?», «Esta situación me desborda...», «Lo único que quiero es acabar con esto».

Hemos escrito este libro con la intención de que te ayude a enfrentarte al dolor, la enfermedad y el estrés. Te enseñaremos a aliviar progresivamente tu sufrimiento, para que puedas vivir de nuevo plenamente. Quizás, de ese modo, no elimines completamente el sufrimiento, pero te asegurarás de que no sigue dominando tu vida. Entonces descubrirás que, pese a la inevitabilidad del dolor y la enfermedad, *es posible* estar en paz y disfrutar de una vida plena y satisfactoria.

Sabemos que esto es cierto porque ambos hemos sufrido lesiones terribles y hemos apelado, para aliviar nuestro sufrimiento, a una antigua forma de meditación conocida como «mindfulness». La eficacia de las técnicas presentadas en este libro han sido demostradas por las investigaciones médicas y científicas realizadas al respecto en todo el mundo. De hecho, la eficacia del mindfulness es tal que médicos y clínicos especializados en el dolor derivan a sus pacientes a nuestro centro Respira Vida Breathworks de Manchester y a los cursos que nuestros profesores dirigen por todo el mundo. Cada día enseñamos a las personas a encontrar la paz en medio del sufrimiento.

Este libro ofrece una serie de sencillas prácticas que el lector puede incorporar a su vida cotidiana para aliviar el estrés, el sufrimiento y el dolor.[1] Se trata de una aplicación del programa Mindfulness-Based Pain Management (MBPM) [Gestión del dolor basada en el mindfulness], que hunde sus raíces en el revolucionario trabajo puesto a punto por el doctor Jon Kabat-Zinn en la Facultad de Medicina de la Universidad de Massachusetts. El programa MBPM fue elaborado por Vidyamala Burch (coautora de este libro) para enfrentarse a los efectos de un par de accidentes graves, un programa que, aunque originalmente diseñado para aliviar el dolor y el sufrimiento físico, ha demostrado ser muy eficaz para la reducción del estrés. De hecho, muchas investigaciones clínicas han corroborado que las técnicas esenciales de la meditación mindfulness son tan eficaces para aliviar la ansiedad, el estrés y la depresión, como la medicación o el *counseling*.[2] Las pruebas clínicas realizadas al respecto han confirmado que las técnicas de meditación mindfulness son tan eficaces, al menos en lo que respecta a la reducción del dolor, como los calmantes habitualmente prescritos y que, en algunos casos, su efecto llega a ser tan poderoso como el de la morfina. Las investigaciones llevadas a cabo con técnicas de imagen han puesto de relieve que el mindfulness amortigua las pautas cerebrales asociadas al dolor y que, con el paso del tiempo, estos cambios acaban arraigando y modificando la estructura cerebral hasta el punto de que uno ya no siente el dolor con la misma intensidad y que, en el caso de que lo sienta, ya no domina su vida.[3,4] También son muchas las personas que afirman una reducción del dolor que, en ocasiones, se torna imperceptible.

Son muchas las clínicas del dolor que actualmente recomiendan la meditación mindfulness para ayudar a los pacientes a enfrentarse al sufrimiento que acompaña a un amplio abanico de enfermedades como el cáncer (y las secuelas de la quimioterapia), las enfermedades cardiacas, la diabetes y la artritis. También se emplea para tratar el dolor de espalda, la migraña, la fibromialgia, la enfermedad celíaca y muchas enfermedades autoinmunes como el lupus y la esclerosis múltiple, y resulta muy eficaz para el tratamiento de enfermedades crónicas como los síndromes de fatiga crónica y de intestino irritable. Asimismo ha demostrado ser muy útil para enfrentarse al dolor del parto. Las investigaciones clínicas realizadas al respecto han demostrado que, además, el mindfulness reduce significativamente la ansiedad, el estrés, la depresión, la irritabilidad y el insomnio que suelen acompañar al dolor crónico y la enfermedad crónica. De hecho, los investigadores están descubriendo continuamente su eficacia para el tratamiento de nuevas enfermedades.

LOS BENEFICIOS DE LA MEDITACIÓN MINDFULNESS

Son miles los artículos científicos revisados por pares que han corroborado la utilidad del mindfulness para aliviar el dolor, aumentar del bienestar físico y mental y ayudar a las personas a enfrentarse al estrés y las tensiones de la vida cotidiana. Estas son las principales conclusiones realizadas al respecto:

✧ El mindfulness puede reducir considerablemente el dolor y la reacción emocional al dolor.[5,6] La investigación realizada recientemente al respecto sugiere la posibilidad de reducir un 57% la tasa de dolor «desagradable», un porcentaje que, en el caso de los meditadores avanzados, llega hasta el 93%.[7]

✧ Los estudios clínicos demuestran que el mindfulness mejora el estado de ánimo y la calidad de vida de las personas aquejadas de enfermedades crónicas dolorosas como la fibromialgia,[8] la lumbalgia,[9] trastornos funcionales crónicos como el síndrome del intestino irritable (SII)[10] y enfermedades graves como la esclerosis múltiple[11] y el cáncer.[12]

✧ El mindfulness mejora la memoria operativa, la creatividad, la capacidad atencional y la velocidad de reacción. También aumenta la resiliencia y la fortaleza física y mental.[13]

✧ La meditación mejora la inteligencia emocional.[14]

✧ El mindfulness es un poderoso antídoto de la ansiedad, el estrés, la depresión, el agotamiento y la irritabilidad. Las personas que meditan de manera regular se muestran, en suma, más contentas y felices y es también menos probable que padezcan de estrés psicológico.[15]

✧ El mindfulness ha demostrado ser, al menos, tan bueno como la medicación o el *counseling* para el tratamiento de la depresión clínica. Un programa conocido como terapia cognitiva basada en el mindfulness (TCBM) es uno de los tratamientos de elección actualmente recomendados por el National Institute for Health and Clinical Excellence del Reino Unido.[16]

✧ El mindfulness atenúa la conducta adictiva y autodestructiva. Y ello incluye el abuso del alcohol y la excesiva ingesta de fármacos y sustancias ilegales.[17]

✧ La meditación mejora las funciones cerebrales. Engrosa el tamaño de la sustancia gris de regiones asociadas a la conciencia de uno mismo, la empatía, el autocontrol y la atención.[18] También reduce la actividad de regiones cerebrales que intervienen en la producción de hormonas del estrés,[19] al tiempo que aumenta la de aquellas otras que elevan el estado de ánimo y favorecen el aprendizaje.[20] Asimismo atenúa el adelgazamiento de regiones cerebrales asociadas al envejecimiento.[21]

✧ La meditación mejora el funcionamiento del sistema inmunitario. El ingreso hospitalario de personas con cáncer, enfermedades cardiacas y numerosas enfermedades infecciosas es muy inferior en el caso de personas que meditan regularmente.[22]

✧ El mindfulness reduce el envejecimiento celular y aumenta la salud y la resiliencia cromosómica.[23]

✧ La meditación y el mindfulness mejoran el control de la tasa de azúcar en sangre de personas afectadas de diabetes tipo 2.[24]

✧ La meditación mejora la salud cardiaca y circulatoria disminuyendo la presión sanguínea y el correspondiente riesgo de hipertensión. En consecuencia, el mindfulness reduce el peligro de morir de alguna afección cardiaca o desarrollar algún tipo de enfermedad cardiovascular y atenúa, en caso de que aparezca, su gravedad.[25]

El mindfulness disuelve el dolor
y el sufrimiento

La gestión del dolor basada en el mindfulness emplea meditaciones antiguas desconocidas hasta hace muy poco en Occidente. Una de ellas consiste en concentrarse en la entrada y salida del aire que acompañan a la respiración (véase el cuadro de las páginas 30-31). Eso te permite ver tu cuerpo y mente en acción, observar la aparición de las sensaciones dolorosas y dejar de luchar en su contra. El mindfulness te muestra los altibajos naturales del dolor. Y cuando, en lugar de quedarte atrapado en el dolor, aprendes a observarlo con atención descubres, curiosamente, que empieza a diluirse y, al cabo de un rato, adviertes la existencia de dos modalidades diferentes de dolor que tienen causas muy distintas: el sufrimiento primario y el sufrimiento secundario, algo cuya comprensión te proporciona un mayor control de tu sufrimiento.

El dolor primario suele derivarse de una enfermedad, una lesión o un daño al cuerpo o al sistema nervioso y puede ser entendido como una información directa que el cuerpo envía al cerebro. El dolor secundario, por su parte, es posterior, pero suele ser mucho más intenso y angustiante y puede ser entendido como una reacción de la mente al dolor primario.

El control del volumen del dolor

La mente tiene un control extraordinario sobre las sensaciones dolorosas que experimentamos conscientemente y sobre lo desagradables que son.[26] Tiene un control de «volumen» que regula tanto la intensidad como la duración de las sensaciones dolorosas. Por ello la mente no solo siente dolor, sino que también procesa la información que contiene, separando las distintas sensaciones que la componen, con la intención de descubrir sus causas subyacentes y evitar, de ese modo, más daño o dolor al cuerpo. En ese sentido, es como si la mente hiciese un zum sobre la zona dolorida para amplificarla, contemplarla con más detalle y encontrar una solución. Pero este «acercamiento» también amplifica el dolor. Y, cuando la mente lo analiza, también revisa, en busca de pautas o indicios que le permitan llegar a una solución, los recuerdos de ocasiones pasadas en las que uno haya experimentado sufrimientos parecidos. El problema estriba en que, si uno lleva meses o años experimentando un dolor o una enfermedad, su mente descubrirá una amplia panoplia de recuerdos dolorosos entre los que elegir, pero muy pocas soluciones. No es de extrañar que, sin darnos siquiera cuenta de ello, nuestra mente se vea desbordada por recuerdos perturbadores y pensamientos ligados al sufrimiento. De este modo, acabamos creyendo que llevamos toda la vida sumidos en el dolor y la enfermedad, que nunca hemos encontrado una solución y que nunca la encontraremos. Y así acabamos desbordados por el estrés, la ansiedad y preocupaciones asociadas al futuro y el dolor físico: «¿Qué pasará si no puedo poner fin a este dolor?», «¿Estaré condenado a sufrir así toda la vida?», «¿Este dolor permanecerá o empeorará?».

Este es un proceso que ocurre de manera instantánea, antes de que seamos conscientes de él. Cada pensamiento se superpone al anterior y acaba desembocando en un círculo vicioso que no hace sino aumentar el dolor. Y las cosas todavía pueden empeorar, porque el estrés y el miedo influyen en el cuerpo, aumentando la tensión y el estrés, lo que puede agravar la enfermedad y la lesión, generando más dolor todavía, afectando incluso al sistema inmunitario y obstaculizando la curación. Así es como uno acaba atrapado en una espiral descendente que no hace sino intensificar el sufrimiento.

Lo peor, sin embargo, es que estas espirales negativas pueden dejar, en nuestra mente, surcos que nos predispongan a sufrir. En un vano intento por evitar lo peor, el cerebro empieza entonces a sintonizar más rápida e intensamente con el dolor y, con el paso del tiempo, se especializa en sentir *mejor* el dolor. Los escáneres cerebrales realizados al respecto confirman que las personas que sufren de dolor crónico dedican más tejido cerebral a experimentar las sensaciones conscientes del dolor.[27] Es como si el cerebro intensificara su volumen y no supiera luego cómo atenuarlo.

Es importante subrayar que el dolor secundario es *real*, es decir, que es algo que uno realmente siente. Se le llama dolor secundario porque es la reacción de la mente al dolor primario y que, antes de sentirlo de manera consciente, se ha visto claramente procesado. Pero ese mismo procesamiento también te proporciona una vía de salida, porque significa que puedes aprender a controlar tu dolor. Es precisamente por ello que nos referimos al dolor secundario como *sufrimiento*.

En la práctica, uno puede tener dolor, pero ello no implica que tenga que *sufrir*.

Si entiendes claramente este punto, puedes aprender a dejar a un lado el sufrimiento y empezar a gestionar el dolor de manera diferente. El mindfulness, en efecto, nos ayuda a bajar el volumen de nuestro dolor.

Son muchas las investigaciones científicas que han demostrado los efectos beneficiosos del mindfulness sobre la salud física y mental global. Pese a ello, sin embargo, la meditación sigue contemplándose con cierto escepticismo.[28] El mismo término «meditación» suele disparar una cascada de asociaciones y estereotipos que tienen que ver con monjes budistas, clases de yoga, lentejas, arroz integral, etcétera. Por ello quisiéramos disipar, antes de seguir adelante, algunas falsas creencias:

✧ La meditación no es una religión, sino una forma de entrenamiento mental que numerosas investigaciones científicas han demostrado que ayuda a las personas a enfrentarse al dolor, la enfermedad, la ansiedad, el estrés, la depresión, la irritabilidad y el agotamiento.

✧ Meditar no consiste en resignarnos a nuestro destino o sumirnos en la pasividad. El mindfulness, muy al contrario, aumenta nuestra resiliencia física y mental.

✧ La meditación no consiste en adoptar una actitud falsamente «positiva» ante la vida. Simplemente nos proporciona una forma de claridad mental que nos ayuda a disfrutar de la vida y lograr nuestros objetivos.

✧ La meditación no requiere mucho tiempo. Basta con 20 minutos al día para llevar a cabo el programa presentado en este libro. Son muchas, de hecho, las personas que han descubierto que la meditación proporciona más tiempo del que consume, porque lo pierden menos enfrentándose innecesariamente al estrés, el dolor y la enfermedad crónicos.

✧ Aunque la meditación no es difícil ni complicada, requiere esfuerzo y perseverancia. Puedes meditar sobre casi cualquier cosa (véase, por ejemplo, la meditación del café que presentamos en el capítulo 3) y realizarla también en casi cualquier lugar (desde el autobús hasta el tren, el avión o una oficina en la que hay una gran actividad).

UNA MEDITACIÓN BASADA EN LA RESPIRACIÓN

La meditación puede ser muy sencilla y no requiere ningún equipamiento especial. A continuación presentamos una práctica que ilustra la técnica básica, solo requiere unos minutos y te relajará completamente.

1. Si tu estado lo permite, siéntate erguido, aunque relajado, en una silla con el respaldo recto y con las plantas de los pies apoyadas en el suelo. Y si tal cosa no es posible, acuéstate sobre una esterilla, una manta o hasta en la cama. Deja que tus brazos y manos se relajen todo lo posible.

2. Cierra suavemente los ojos y dirige tu atención, mientras respiras, al flujo de entrada y salida de aire en tu cuerpo. Siente la sensación del aire fluyendo a través de la boca o la nariz hasta llegar a la garganta y los pulmones. Siente la expansión y la contracción del pecho y el vientre al inspirar y espirar. Dirige tu atención a las sensaciones más intensas. Permanece en contacto con cada inspiración y con cada espiración y obsérvalas sin pretender modificarlas ni esperar que ocurra algo especial.

3. Dirige de nuevo tu mente, cuando adviertas que se desvía, hacia la respiración, procurando no criticarte. Eso es, precisamente, lo que hace la mente, ir de un lado a otro. Darte cuenta, pues, de que tu mente estaba divagando y dirigirla de nuevo hacia la respiración son aspectos fundamentales de la práctica del mindfulness.

4. Finalmente, tu mente se tranquilizará... o quizás no. En el caso de que lo haga, esa calma puede ser muy breve. Tu mente puede llenarse de pensamientos o emociones poderosas como el miedo, la ira, el estrés o el amor que también, por cierto, pueden ser muy fugaces. En cualquier caso, limítate a observar tu experiencia como mejor puedas, sin reaccionar ni pretender cambiarla. Dirige amablemente una y otra vez tu atención a las sensaciones asociadas a la respiración.

5. Pasados unos minutos –o más, si lo prefieres–, abre poco a poco los ojos y presta atención a lo que te rodea.

Tú no eres tu dolor

Este libro opera a dos niveles que se despliegan semana tras semana. El programa fundamental de mindfulness requiere ocho semanas y hay un capítulo dedicado a cada semana. En él se te pide que, seis de los siete días de la semana, lleves a cabo un par de meditaciones diarias de 10 minutos.

El programa también te invitará a romper alguno de tus hábitos inconscientes de pensamiento y de conducta. Estos pueden ir acompañados de mucho sufrimiento, porque gran parte de lo que pensamos y sentimos se ve continuamente reforzado por la actitud con la que nos acercamos al mundo. Romper los hábitos más arraigados aliviará mucho nuestro sufrimiento. El proceso de ruptura de hábitos (al que hemos decidido llamar «liberador de hábitos») puede ser tan sencillo como observar las nubes desde el banco de un parque o esperar tranquilamente a que hierva el agua que estamos calentando para prepararnos una taza de té o de café.

El mejor modo de llevar a cabo el programa presentado en este libro consiste en realizarlo durante las ocho semanas recomendadas, aunque, si lo deseas, puedes dedicarle más tiempo. Muchas personas descubren que los beneficios del mindfulness son tantos que deciden continuar con el programa el resto de su vida. Para ellos, se trata de un viaje que les revela de continuo su verdadero potencial.

Puede tratarse de un viaje muy largo y provechoso. Te deseamos lo mejor.

El siguiente capítulo explica los descubrimientos científicos en los que se asienta el mindfulness y el modo en que contribuye a disolver el dolor, el sufrimiento y el estrés y te ayuda a recuperar el bienestar. Su lectura mejorará la eficacia del programa. Siéntete libre, si quieres empezar el programa de inmediato, para hacerlo, pero trata de volver al capítulo 2 cuando tengas la oportunidad, porque realmente puede mejorar tu experiencia.

En el libro encontrarás códigos QR con las pistas de audio de meditación que necesitarás para llevar a cabo el programa. También te sugerimos que, para familiarizarte y mejorar el resultado, leas antes las meditaciones incluidas en cada uno de los ocho capítulos que componen la práctica. Luego conviene que lleves a cabo las meditaciones reales mientras escuchas las correspondientes pistas, que también puedes descargar como archivos de audio en formato MP3 en:

http://www.respiravida-breathworks.net/recursos/audios-extras-del-libro-tu-no-eres-tu-dolor

2. Cuando te resistes a algo, lo fortaleces

Claire estaba mirando la pantalla del ordenador cuando, al girar ligeramente la cabeza, experimentó una punzada de dolor que, atravesando su cuello, bajó por su brazo izquierdo. Sus dedos se entumecieron y empezaron a palpitar. Su aspecto juvenil se desvaneció y, en un instante, pareció envejecer veinte años. Luego extendió el brazo y, en un intento de aflojar la musculatura, empezó a masajearse suavemente el cuello. Sus hombros y su cuello se habían acalambrado y la parte superior de su cuerpo parecía tensa y contorsionada. Finalmente fue a por un vaso de agua y se tomó un par de calmantes.

«¿Por qué persiste el dolor? ¿Por qué esos malditos calmantes ya no me funcionan? ¡Son inútiles! Estoy cansada de todo esto.»

Tres años antes, Claire había sufrido un accidente de automóvil en el que había sufrido un latigazo cervical, se había fracturado un par de costillas y se había roto la cadera. Al cabo de tres meses, las costillas y la cadera se habían curado, pero los efectos del latigazo aún seguían ahí. Los médicos estaban confundidos porque, a pesar de que los escáneres evidenciaban que su cuello estaba completamente curado, el dolor se negaba a desaparecer. Cada veinte minutos, aproximadamente, una punzada de dolor subía y bajaba por su cuello y cuando, finalmente, podía volver a moverse, estaba tensa y dolorida.

Claire se sentía cada vez más atrapada y desmoralizada. Su médico le había prescrito varios tratamientos de fisioterapia sin lograr el menor avance duradero. Ahora se veía obligada a tomar analgésicos y antiinflamatorios que, si bien atenuaban un poco el dolor, la dejaban debilitada y harta. Y es que, aunque reducían el dolor sordo, en modo alguno le servían para aliviar las frecuentes punzadas del dolor. Y, cuando su médico empezó a sugerirle la posibilidad de tomar antidepresivos para mejorar su estado de ánimo, su respuesta era siempre la misma: «Yo no estoy deprimida. Estoy enfadada porque el conductor del vehículo que chocó conmigo me ha robado la vida. Antes me pasaba la noche bailando y ahora apenas puedo caminar».

Experiencias como la de Claire no se hallan confinadas a lesiones como el latigazo cervical, sino que son comunes a un amplio abanico de enfermedades. Problemas como el dolor de espalda, la migraña, el síndrome de fatiga crónica y la fibromialgia pueden seguir generando dolor mucho tiempo después de que la lesión original se haya curado y sin que las pruebas y los escáneres revelen la existencia de causa orgánica alguna. Y, aun en el caso de que exista una causa física evidente (como, por ejemplo, la artritis, una enfermedad cardiaca o el cáncer), el dolor puede aparecer y desaparecer sin ritmo ni causa aparente. Y, en ese caso, los médicos se sienten obligados a recetar analgésicos durante largos periodos, un abordaje que puede provocar efectos secundarios como la pérdida de memoria, el letargo y hasta la adicción.

Claire, como millones de personas, vive sumida en un mundo de sufrimiento, un mundo en el que hasta la más sencilla de las actividades puede intensificar su dolor. Y esto puede generar ansiedad, estrés, depresión y agotamiento y provocar una espiral descendente que no hace sino profundizar el sufrimiento. Esos círculos viciosos se ven impulsados por fuerzas psicológicas recién descubiertas que subyacen a la percepción del dolor. Y este descubrimiento nos proporciona un enfoque completamente nuevo para la gestión del dolor y la enfermedad que tiene la capacidad de transformar el sufrimiento. Es muy importante entender estas fuerzas subyacentes, porque su conocimiento mejora la eficacia del programa del mindfulness.

¿Qué es el dolor?

El sentido común nos dice que el dolor es una consecuencia del daño corporal, una visión que se vio formalizada, en el siglo XVII, en el «modelo de la cuerda» esbozado por el filósofo francés René Descartes. Desde esa perspectiva, del mismo modo que una campana suena cuando alguien tira de una cuerda atada a ella, el dolor corporal es la consecuencia de un impulso que, partiendo del lugar en que se produce una lesión, llega hasta el cerebro. Así era como, hasta varios siglos después de Descartes, los médicos concebían el dolor. Desde esa perspectiva, su intensidad es directamente proporcional al grado de daño corporal, lo que significa que si dos personas sufren la misma lesión experimentan el mismo dolor. Y si no se encontraba, desde ese punto de vista, causa evidente alguna, el paciente era considerado un falso enfermo o un enfermo imaginario.

Desde la década de los 1960, la ciencia empezó a aceptar otro modelo del dolor desarrollado por Ronald Melzack y Patrick Wall, al que se conoció como «teoría de la compuerta».[1] Desde esa perspectiva, en el cerebro y en el sistema nervioso hay «compuertas» que, cuando se abren, nos provocan la experiencia del dolor. En cierto sentido, el cuerpo envía continuamente al cerebro señales de dolor de baja intensidad que solo llegan a la mente consciente cuando esas compuertas se abren. Y esas compuertas, de la misma manera, también pueden cerrarse como sucede, por ejemplo, cuando el dolor se atenúa o acaba desvaneciéndose.

La apertura y el cierre de esas compuertas es un proceso muy complejo. Aunque todavía debamos identificar los pormenores, es evidente que el dolor va mucho más allá de la noción tradicional de señales enviadas desde la zona dañada al cerebro que este experimenta pasivamente. No olvidemos que el dolor es una *sensación* y que, en consecuencia, antes de ser conscientemente experimentada, se ve interpretada por el cerebro. Y, para llevar a cabo esta interpretación, el cerebro combina información procedente de la *mente* con información procedente del cuerpo. Y esto, en la práctica, significa que los pensamientos y emociones que discurren, tanto de manera consciente como inconsciente, por nuestra mente, tienen un profundo efecto en la intensidad del sufrimiento. No sin razón los antiguos filósofos griegos consideraban que el dolor era una emoción.

LOS MUCHOS ROSTROS DEL DOLOR

El **dolor agudo** tiene lugar a corto plazo y suele ser la respuesta directa a una lesión. Forma parte de un sistema de alarma integrado que nos indica que el cuerpo se halla sometido a un ataque y debe cuidar la zona herida. Normalmente va acompañado de una inflamación como una hinchazón o un hematoma. La mayoría de las curaciones se completan en un plazo de seis semanas, un tiempo durante el cual también se reduce el dolor agudo. Casi todos los tejidos lesionados se curan por completo al cabo de seis meses. El dolor agudo también aparece sin lesión evidente como sucede, por ejemplo, en los casos del dolor de estómago que acompaña a una indigestión o del dolor de cabeza que sigue a una resaca.

El **dolor crónico** dura tres o más meses (y conviene aclarar aquí que, aunque el término «crónico» se interprete equivocadamente como «grave», lo que en realidad significa es «a largo plazo»).[2] Hay veces en que se trata de la consecuencia de una lesión que se mantiene inexplicablemente después de la curación tisular. También hay dolores crónicos provocados por un daño que se mantiene en el tiempo, como sucede en los casos de la artritis y el cáncer. El dolor crónico también puede originarse sin una causa específica clara. Y, cuando el dolor perdura en ausencia de daño físico continuo, se convierte en un problema médico conocido como «síndrome de dolor crónico».

El **dolor neuropático** tiene lugar en el sistema nervioso, sin que las exploraciones habitualmente realizadas logren identificar una causa clara. Puede ser el resultado de una lesión neuronal, cerebral o de la médula espinal. Pero hay ocasiones en las que el dolor se experimenta en ausencia de lesión o cuando la curación puntual de la enfermedad o el daño parecen haberse completado. Una posibilidad es la de que se trate de una amplificación indebida del «ruido de fondo» del sistema nervioso. Esto es algo que ocurre, según se cree, cuando el sistema nervioso responde a la experiencia del dolor dedicando más recursos al procesamiento de las señales de dolor (como sucede cuando un ordenador dedica memoria y recursos extras a una tarea importante). En este sentido, actúa del mismo modo en que lo hace el control de volumen de un amplificador que se queda «atascado en alto». El dolor neuropático también puede asumir la forma de sensaciones inusuales como quemazón, descarga eléctrica o el llamado «síndome de miembro fantasma» (que se presenta en algunos casos de amputación). Algunas formas de acúfenos (zumbidos o «ruido blanco» en los oídos) también pueden ser considerados ejemplos de dolor neuropático.

El sufrimiento primario y el sufrimiento secundario

Existen dos niveles diferentes de sufrimiento. En primer lugar, tenemos que hablar del «sufrimiento primario» compuesto por las sensaciones corporales desagradables, lo que podríamos denominar «datos en bruto» enviados al cerebro desde una zona lesionada, una enfermedad duradera o cambios en el sistema nervioso (que, según se cree, están detrás, al menos parcialmente, de problemas como el síndrome de dolor crónico o el mencionado síndrome del miembro fantasma). También hay que señalar, superpuesto a él, la existencia de un «sufrimiento secundario», compuesto por todos los pensamientos, sentimientos, emociones y recuerdos asociados al dolor, entre los que destacan la ansiedad, el estrés, la preocupación, la depresión, la desesperación y la sensación de agotamiento. El dolor y el malestar que *realmente* experimentamos consiste en una combinación entre el sufrimiento primario y el sufrimiento secundario.

Esta comprensión resulta esencial, porque nos indica un camino para salir del sufrimiento. Si aprendemos a diferenciar los dos estratos del sufrimiento, podremos atenuar –y eliminar incluso, en ocasiones– el dolor y el malestar. Y ello es así porque, contemplado desde la perspectiva de una mente compasiva, el sufrimiento secundario tiende a desvanecerse. El mindfulness nos ayuda a ver, desplegados ante nosotros, los diferentes elementos que componen el dolor. Y, cuando te das cuenta de ello, el sufrimiento se disipa gradualmente como lo hace la niebla en una mañana de estío al salir el sol.

Es importante entender que, por más que la sensación de dolor sea una creación de nuestra mente, el sufrimiento no deja, por ello, de ser real. Uno realmente siente dolor. El dolor existe y puede resultar desbordante, pero, cuando descubrimos sus mecanismos subyacentes, se amortigua su poder y el efecto que tiene sobre nosotros.

EL DOLOR Y EL SUFRIMIENTO

El dolor crónico es cada vez más frecuente y causa estragos cada vez mayores en nuestra sociedad porque, hablando en términos generales, una de cada cinco personas padece en el mundo actual de dolor crónico. Una reciente investigación realizada al respecto concluyó que en el Reino Unido lo experimentan el 31% de los hombres y el 37% de las mujeres, lo que afecta a cerca de 20 millones de personas, 7,8 millones de las cuales sufren de un dolor entre moderado y grave que dura más de seis meses.[3] Y los datos son muy semejantes en el caso de Estados Unidos, en donde cerca de 116 millones de personas padecen dolor crónico, lo que supone un coste estimado de unos 635.000 millones de dólares al año, un dato que supera al coste anual combinado provocado por el cáncer, las enfermedades del corazón y la diabetes.[4] Y este es un problema que probablemente empeore en la medida en que una población envejecida empiece a padecer cada vez más enfermedades. De hecho, la mitad de la gente de más de 65 años experimenta dolor cotidianamente.[5] Y también es muy probable que la obesidad y el estilo de vida sedentario no hagan, al aumentar el desgaste corporal, más que intensificar este problema.

Las principales causas del dolor crónico son los problemas de espalda, la artritis, las lesiones y el dolor de cabeza, seguidas, a corta distancia, por enfermedades como el cáncer (y la quimioterapia asociada), los problemas cardiacos, la fibromialgia, la enfermedad celiaca, el lupus, el síndrome de fatiga crónica y el síndrome del intestino irritable.

Y, por si esto fuera poco, el dolor crónico puede provocar problemas clínicos de ansiedad, estrés, depresión, irritabilidad, ira y agotamiento. Una encuesta realizada para la British Pain Society descubrió, por ejemplo, que cerca de la mitad de las personas que padecen de dolor crónico acaban deprimidas.[6] Y, como los problemas de salud mental de nuestra sociedad son cada vez mayores, cabe suponer que, dentro de pocas décadas, el ser humano no será más alegre, tranquilo y feliz, sino que se verá cada vez más afectado por el dolor crónico, la ansiedad, el estrés y la depresión.

Si hubiésemos pedido a Claire, por regresar a su caso, que mirase con más detenimiento en su interior, se habría dado cuenta de la inexistencia de «algo» que pudiese etiquetar como «dolor» o «malestar». A decir verdad, el dolor y el malestar no son «cosas», sino «manojos» de sensaciones diferentes cuya intensidad varía de continuo. Claire experimentaba «tensiones» subyacentes desagradables en los músculos y tendones de su cuello, que giraban sus vértebras y provocaban sensaciones intensas de dolor. También experimentaba sensaciones parecidas a descargas eléctricas que atravesaban sus músculos y bajaban por su brazo. Y también había momentos de «insensibilidad» en su brazo y mano izquierda que alternaban con otros en los que era como si estuviesen clavándole alfileres. Estas eran las sensaciones evidentes de dolor, es decir, lo que nosotros llamamos sufrimiento primario.

Pero su mente también se veía atravesada, sin razón ni motivo aparente alguno, por otras sensaciones (emociones poderosas y pensamientos perturbadores). El estrés, la preocupación y el agotamiento se habían convertido, para ella, en una forma de vida. Y su alma se veía hostigada de continuo por pensamientos perturbadores como: «¿Por qué no acaba todo esto? Estoy segura de que los médicos habrán pasado algo por alto. ¿Estaré a punto de morir o de quedarme lisiada? ¿Tendrán miedo de decírmelo?». Esos eran algunos de los pensamientos y emociones que bullían en su interior. Y, aunque eran mucho menos evidentes que las sensaciones acuciantes de dolor, también eran, en última instancia, mucho más importantes, porque de ellas dependía el modo en que su mente interpretaba y experimentaba las sensaciones en bruto de dolor y controlaban, en cierto modo, la intensidad o el «volumen» de su dolor. Este era el sufrimiento secundario... del que Claire no andaba por cierto escasa.

El origen de su sufrimiento secundario hundía sus raíces en los cinco días que, después de su accidente, se vio obligada a pasar en el hospital. Esos fueron los cinco peores días de su vida. El dolor era tan intenso que, durante las primeras veinticuatro horas, estuvo conectada a un gotero de morfina. Pero lo peor no era el dolor físico, sino la turbulencia de sus emociones, es decir, los miedos y preocupaciones que experimentaba por sí misma y su futuro. Ni Claire ni sus médicos podían pronosticar las consecuencias de su lesión cervical. ¿Se quedaría parcialmente paralizada? ¿Se vería asediada el resto de su vida por el dolor? Lo cierto es que estaba atrapada en una combinación de ira y resentimiento. El hombre que había estrellado su coche contra el suyo –que, dicho sea de paso, se marchó caminando del lugar del accidente sin ningún tipo de daño– se había despreocupado de todo. Había estado bebiendo, pero su tasa de alcohol en sangre no superaba el límite permitido. «¿Estaría asegurado?», se preguntaba. Finalmente, resultó no estarlo y, cada vez que pensaba en ello, Claire volvía a experimentar la irrupción de la ira. Esos eran los pensamientos y emociones que atravesaban su mente provocándole un dolor mental tan real e intenso como su lesión física.

Pasaba la noche acostada en la cama del hospital llorando en silencio. Se sentía destruida por el miedo y las preocupaciones por el futuro, y por su mente cruzaban todo tipo de preguntas: «¿Hubiese ocurrido todo esto en el caso de haber salido de casa un minuto o dos más tarde? ¿Por qué no hice caso al presentimiento que tuve, poco antes de salir, de que algo iba mal?».

Pasado el accidente y los meses de fisioterapia posteriores, a su lista de problemas se añadió la depresión. Y es que, por más que se empeñase en negarla, la depresión estaba ahí, en el fondo, carcomiéndola. Y, aunque no se tratara de una depresión manifiesta, consumía toda su energía y le robaba las ganas de vivir. Emociones tan poderosas como la ansiedad, el miedo, la ira, la preocupación y la depresión pueden intensificar nuestra percepción mental del dolor. Y el mismo efecto pueden tener otros sentimientos y sensaciones, como sentirse desbordado, agotado, frágil, destrozado, estresado y ansioso, que pueden magnificar el sufrimiento y sumirnos en una espiral descendente. ¿No has visto nunca cómo aumenta la intensidad de tu sufrimiento cuando estás ansioso, estresado, agotado o triste? Es como si esas emociones abrieran las compuertas del sufrimiento y amplificasen los circuitos de dolor de nuestra mente.

El escáner cerebral pone de relieve los efectos de ese tipo de emociones. La investigación realizada al respecto en la Universidad de Oxford,[7] por ejemplo, pone de relieve el impacto que, sobre el dolor, tienen niveles leves de ansiedad. Los científicos del Departamento de Neurología Clínica de la Universidad de Oxford indujeron bajos niveles de ansiedad en un grupo de voluntarios antes de quemar el dorso de su mano izquierda. La investigación puso de relieve que, en la medida en que la ansiedad crece, las olas de la emoción barren el cerebro de los voluntarios, prefigurando lo que se conoce como «matriz del dolor». Es como si la mente de los implicados aumentase el volumen de sus amplificadores de dolor, predisponiendo al cerebro a «escuchar» sus primeras «notas» y llevar a cabo así las acciones pertinentes para protegerse. Esto significa que, cuando se les quemaba, los voluntarios «ansiosos» experimentaban mucho más dolor y sufrimiento que los voluntarios «no ansiosos», un plus de dolor que también se pone de relieve en el escáner cerebral. Este estudio llevó a los neurocientíficos de Oxford a concluir que la ansiedad predispone las «respuestas conductuales que se adaptan al peor resultado posible». O, dicho en otras palabras, la ansiedad y otras emociones «negativas» poderosas predisponen al cuerpo a experimentar dolor rápidamente y con gran intensidad.

Y lo contrario también es cierto, porque la reducción de la ansiedad, del estrés, de la depresión y del agotamiento amortigua la percepción del dolor, llegando incluso, en ocasiones, a eliminarlo por completo. Este es uno de los caminos principales a través de los cuales el mindfulness contribuye a reducir el sufrimiento. En este sentido, el mindfulness reduce la percepción mental del dolor (especialmente del sufrimiento secundario) y lo reemplaza por una sensación de paz y totalidad.

El neurocientífico Fadel Zeidan decidió investigar este efecto con su equipo de la Facultad de Medicina de la Universidad de Wake Forest de Estados Unidos utilizando escáneres para cartografiar la actividad de diferentes regiones del cerebro.[8] Y lo hizo apoyándose en una curiosa rareza de la anatomía cerebral, según la cual cada parte del cuerpo se refleja en una zona de la corteza somatosensorial primaria. Y es que, si rozamos con una pluma, por ejemplo, la planta del pie izquierdo, el escáner muestra la activación de una región de la corteza somatosensorial primaria mientras que, si experimentamos un dolor en la región lumbar, la que se activa es otra parte de la corteza. Basándose en esta propiedad, el neurocirujano Wilder Penfield cartografió esta región cerebral y esbozó el conocido «homúnculo» cortical que refleja las correspondencias entre las distintas partes del cuerpo humano y las regiones de la corteza somatosensorial a ella asociadas (véase ilustración en la página siguiente).

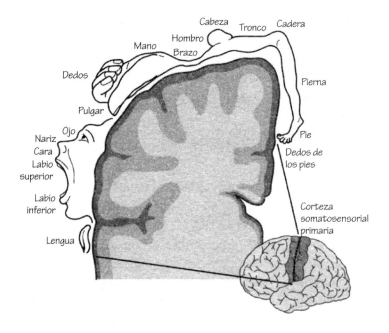

Fadel Zeidan y su equipo esbozaron la hipótesis de que, si el mindfulness afectaba a la percepción del dolor, esto debía reflejarse en el nivel de actividad de las correspondientes regiones de la corteza somatosensorial primaria. Para corroborar la veracidad de esta hipótesis, Zeidan estudió la percepción del dolor en un grupo de estudiantes. La investigación comenzaba quemando con una pieza de metal caliente la pantorrilla derecha de los sujetos del experimento mientras que su cerebro se veía escaneado con un escáner de resonancia magnética nuclear funcional (RMNf). Luego se les pedía que valorasen la intensidad y el grado de molestia provocado (que, si el dolor fuera música, serían el volumen y grado de emoción «desagradable» elicitado por la música). Y, como era de esperar, cuando la que se quemaba era la pantorrilla izquierda, también se activaba la región de la corteza somatosensorial primaria correspondiente a la pantorrilla derecha.

Pero cuando, después de haber enseñado mindfulness a los participantes, se repetía el experimento por segunda vez, sus resultados eran muy diferentes, porque la activación de la región de la corteza somatosensorial primaria correspondiente a la pantorrilla derecha era tan leve que casi resultaba indistinguible. Y la cosa tampoco terminaba ahí, porque la meditación también aumentaba la actividad de las regiones cerebrales asociadas al procesamiento de la emoción y el control cognitivo que participan en la interpretación y «creación» de las sensaciones de dolor. Son áreas cerebrales que modulan las sensaciones de dolor y le dan un «significado» antes de ser conscientemente sentidas. Y lo que todavía resulta más interesante es que los meditadores expertos (es decir, los que más elevado puntúan en una escala estándar del mindfulness) suelen presentar una mayor activación en esas regiones y experimentan, en consecuencia, menos dolor. Es decir, tienden a dedicar más recursos cerebrales a la región que se ocupa de atenuar la información relacionada con el dolor reduciendo, de hecho, su «volumen».

Según el doctor Robert C. Coghill, colaborador de Zeidan:

Todas estas regiones están implicadas en el modo en que, partiendo de las señales nerviosas procedentes del cuerpo, el cerebro elabora la experiencia de dolor. Congruentemente con esta función, cuantas más de estas regiones se ven activadas por la meditación, más se atenúa la experiencia del dolor. Y una de las razones por las cuales la meditación resulta tan eficaz para el bloqueo del dolor quizás sea que no solo opera en un determinado lugar del cerebro, sino que, muy al contrario, reduce el dolor operando a varios niveles distintos de procesamiento.

¿Y qué podemos decir con respecto a la experiencia consciente de dolor de los estudiantes? Hablando en términos generales, experimentan una reducción de la intensidad del dolor de un 40% y de un 57% en la sensación de «malestar» que le acompaña. Pero lo más sorprendente de todo es que bastaba, para lograr ese nivel de atenuación del dolor, con cuatro sesiones de entrenamiento de 20 minutos cada una.

Y estos resultados, por más notables que sean, ocultan algo todavía más intrigante y es que los meditadores más expertos experimentan mucho menos dolor que lo que esos valores parecen sugerir (una reducción del 70% y del 93% en la intensidad del dolor y en su grado de malestar, respectivamente). Y esto significa que apenas sentían el dolor y que les preocupaba muy poco. Hablando en términos generales, la conclusión de Zeidan es que la reducción del dolor que acompaña a la práctica es superior a la de dosis estándares de morfina y otros calmantes.

Aflojando los nudos del dolor

El sufrimiento secundario puede ser considerado como una resistencia al dolor, algo perfectamente natural, porque es muy comprensible que uno se resista al dolor y se enfrente a él con todo lo que encuentre a su alcance. ¿Quién no querría desembarazarse del dolor y eliminarlo? Pero ¿no será ese un enfoque equivocado? ¿Y si, en nuestro empeño por eliminar el dolor, estuviésemos intensificándolo? Esa es, precisamente, la lección que nos enseña, entre otras, la investigación realizada por Zeidan. Y lo que hemos dicho con respecto a la resistencia al dolor no se limita solo a él, sino que afecta también a muchos otros síntomas de la enfermedad como el estrés, el agotamiento y la depresión.

Y, si resistirnos al dolor lo empeora, lo contrario también es cierto, es decir, que su aceptación puede atenuarlo hasta el punto de hacerlo desaparecer. Permítasenos explicar esto con una idea aparentemente extraña.

Los neurocientíficos tienen un refrán que dice: «Cuando te resistes a algo, lo fortaleces». Dicho en otras palabras, si nos resistimos a los mensajes que nos envían nuestra mente y nuestro cuerpo, seguirán siendo enviados (y experimentados) hasta que los aceptemos. Y esto es algo que tampoco se limita a los mensajes de dolor, sino que también afecta a los pensamientos, los sentimientos, las emociones, los recuerdos y los juicios. Pero si, por el contrario, aceptamos (y experimentamos) atentamente estos mensajes, tenderán, una vez cumplida su función, a desaparecer.

La meditación mindfulness crea una sensación de seguridad, un espacio en el que podemos explorar provisionalmente las sensaciones burdas de dolor y constituye, en ese sentido, un vehículo mediante el cual podemos empezar a aceptar estos mensajes. Y, cuando lo hacemos, podemos ver que el dolor fluctúa considerablemente. Hay largos periodos de normalidad seguidos de punzadas o chispazos de dolor. Las sensaciones también son muy diferentes. Las hay calientes, frías, «tensas», palpitantes, agudas y punzantes, y no todas son desagradables. Pero lo cierto es que todas ellas, como las olas del mar, vienen y van cambiando de continuo de carácter e intensidad. Explorando instante tras instante estas sensaciones, uno llega a advertir lo mucho que se asemejan a las nubes que se desplazan por el cielo, nubes que aparecen, discurren y acaban desapareciendo. Nuestra mente es como el cielo y los pensamientos, sentimientos, emociones y sensaciones individuales son como los diferentes tipos de nubes que, por ella, discurren. Bien podríamos decir, en este sentido, que el mindfulness nos enseña a observar el clima de nuestra mente sin quedarnos atrapados en él y que, independientemente de que llueva, nieve o haga sol, el cielo (es decir, nuestra mente) permanece siempre igual.

Es importante entender que lo que llamamos aceptación atenta no consiste en aceptar lo inaceptable ni en resignarnos a nuestro destino, sino en reconocer simplemente que, de manera provisional al menos, las cosas son como son. La aceptación atenta consiste en permitir, en dejar ser, en no resistirnos y en dejar de luchar. Y, cuando la lucha cesa, su lugar se ve ocupado por una sensación de calma. Entonces es cuando el sufrimiento secundario se reduce progresivamente... y también suele hacerlo el sufrimiento primario.

Podríamos explicar esto con más detalle. Podríamos citar numerosas investigaciones científicas que demuestran este punto. Podríamos mostrar incluso escáneres de la actividad de nuestro cerebro mientras «construye», con los pensamientos, los sentimientos y las emociones, la sensación de dolor, pero solo podremos creérnoslo cuando experimentemos personalmente el poder del mindfulness.

Por ello se dice que el mindfulness es una *práctica*. Y es que, por más difícil que resulte aceptar el dolor, siempre es mejor que su alternativa, vivir sumidos de continuo en el sufrimiento.

Son muchas las personas que, como Claire, han descubierto esto por sí mismas en los cursos de Respira Vida Breathworks. Claire descubrió que, cuando su cuello empezaba a dolerle, se veía asaltada también por el miedo, la ira, el estrés, la tristeza, la impotencia, la desesperación y el agotamiento. De modo que no solo sentía la desagradable sensación inicial en el cuello, sino que también se veía desbordada por el sufrimiento. Era como si una flecha la atravesara y, al reaccionar a ella, se viese atravesada por otra. De ese modo, se veía obligada a experimentar el dolor de un par de flechas, la segunda de las cuales estaba creada por la *resistencia* a la primera. Esta es una respuesta completamente natural. De hecho, en casos de dolor agudo (más que de dolor crónico), puede llegar a ser la mejor de las respuestas, porque se trata de una fuerza muy motivadora para salir del peligro. En lo que respecta, sin embargo, al dolor y la enfermedad crónica, se trata de la peor de las soluciones, porque no hace sino agravar el sufrimiento. Y, obviamente, parece como si uno no estuviera atravesado por dos flechas, sino por muchas, muchas más.

Aceptar las sensaciones del sufrimiento primario
permite que el sufrimiento secundario cuide de sí
y se atenúe hasta acabar desvaneciéndose.

Claire descubrió que podía resistirse al dolor días y hasta semanas, podía distraerse con alcohol, tabaco y comida o podía amortiguarlo con medicamentos o drogas. Y, si todo ello fracasaba, siempre cabía, al menos durante un rato, la posibilidad de ignorarlo. Pero todo ello tenía un coste: el resto de su vida, porque, como finalmente descubrió, al ignorar y encapsular el dolor, también estaba escindiéndose de los aspectos positivos de su vida. No es de extrañar que, dadas esas condiciones, su mundo fuese apagándose cada vez más. La comida perdió su sabor y su textura. Dejó de reír y de llorar y su vida amorosa se redujo hasta extinguirse. Y todo ello implicó que, cuando ya no pudo seguir luchando más, sencillamente se colapsó. De ese modo, el dolor no solo regresó, sino que, al haberse desvanecido todas las cosas que habitualmente alentaban su amor por la vida, se sentía cada vez más débil y desanimada. No es de extrañar que su médico insistiera en recetarle antidepresivos.

Después de tres años de lucha, Claire decidió probar con el mindfulness, pero no tanto porque esperase que funcionara, sino porque estaba sencillamente desesperada. Y lo que ocurrió cuando empezó a explorar con atención plena las sensaciones de dolor fue tan sorprendente como inesperado: descubrió que su dolor se aliviaba y que también empezaba a recuperar todas las cosas positivas que habían desaparecido de su vida. Y ello abrió la puerta a un tesoro de emociones como la felicidad, el amor, la compasión, la empatía... y también la tristeza. En el momento en que Claire se dio cuenta de que la vida no es absolutamente estresante ni absolutamente maravillosa, sino una delicada y agridulce combinación entre ambos extremos y mantuvo esa comprensión sinceramente en su corazón, se sintió cada vez más relajada y abierta. Y después de enfrentarse así a su situación y de recuperar la sensibilidad, se convirtió en una persona más feliz, más centrada y más empática. Y entonces también empezó a sanar.

Nuestras historias

Los dos hemos utilizado el mindfulness para enfrentarnos al dolor, el sufrimiento y el estrés provocados por un accidente grave.

LA HISTORIA DE VIDYAMALA BURCH

Recién cumplidos los 23 años, fui a casa de mis padres en Wellington (Nueva Zelanda) a pasar las vacaciones de Navidad. A primera hora de la mañana del día de Año Nuevo me despertaron unos golpes en la ventana de mi habitación. Era un amigo que se ofrecía para llevarme de vuelta en coche a Auckland, donde yo vivía. Todavía con resaca de la fiesta de la noche anterior, me levanté tranquilamente, dejé una nota a mi familia y me dispuse a dormir plácidamente en el asiento del copiloto.

La siguiente imagen que acude a mi mente fue despertar en un coche destrozado junto al rostro ensangrentado de Tim. Se había quedado dormido al volante y el coche se había estrellado contra uno de los postes de telégrafos que escoltaban la carretera. Me dolía el hombro, el cuello y el brazo y tenía un espantoso dolor de espalda. También recuerdo, más allá del dolor y de los gemidos de Tim, un sonido a la distancia que me resultaba muy familiar..., hasta que acabé dándome cuenta de que se trataba de mis propios gritos.

Cuando llegué al hospital, me dijeron que tenía, entre otras cosas, conmoción cerebral, una clavícula rota y latigazo cervical. Con el paso del tiempo, esas demostraron ser preocupaciones menores, porque el accidente había agravado también una lesión de columna que había tenido seis años antes y que me había obligado a pasar por el quirófano un par de veces. Tuvieron que pasar todavía dos años para que los rayos X revelaran que el accidente me había provocado una fractura de columna, un diagnóstico que puso fin a cualquier expectativa de vivir libre de dolor crónico. A partir de ese momento, el dolor, a veces muy intenso, se convirtió en un personaje central del escenario de mi experiencia.

Pocos meses después del accidente, volví a trabajar como editora de imagen, pero la columna me dolía y me encontré finalmente luchando con el dolor físico y emocional. Al cabo de un par de años de lucha me agoté y me hundí. Entonces fue cuando el esfuerzo al que había sometido a mi cuerpo me pasó factura y tuvieron que pasar meses antes de recuperar la fortaleza necesaria para levantarme de la cama. Y, para empeorar las cosas más todavía, acabé en una sala de cuidados intensivos con complicaciones graves, incluida una parálisis de vejiga. Nunca, hasta entonces, había atravesado una época tan difícil; aquella situación me obligó a detenerme y hacer balance de mi vida.

El peor momento tuvo lugar una larga noche en el hospital. Me sentía al borde de la locura y en mi interior se debatían dos voces, una que decía: «No puedo más. Ya no puedo soportarlo. Enloqueceré», y otra que replicaba: «Tendrás que aguantarlo. ¿Te queda acaso otra alternativa?». Eran voces que se repetían como un disco rayado cada vez con más intensidad. Súbitamente, en mitad del caos apareció algo nuevo, una tercera voz que, con claridad meridiana, decía: «Deja de empeñarte en llegar hasta mañana. Basta con que llegues al momento presente».

Esa comprensión transformó mi experiencia. Y, cuando la tensión se convirtió en expansión, entendí el mensaje que la tercera voz estaba transmitiéndome. Entonces supe –pero no con la cabeza, sino con las vísceras– que la vida solo puede desplegarse en el momento presente; comprendí que el presente siempre es soportable y disfruté de la confianza que acompaña a ese reconocimiento. Y, en ese mismo instante, el miedo se desvaneció y me relajé.

Al día siguiente, recibí la visita del capellán del hospital, un hombre muy amable que, sentándose a mi lado y sosteniéndome la mano, me dirigió una visualización que comenzó invitándome a evocar algún momento de mi vida en que hubiera sido feliz. Mi mente se remontó entonces a unas vacaciones de mi adolescencia que pasé, como una joven despreocupada enamorada de la belleza de las altas montañas de la isla del Sur de Nueva Zelanda. Eso me permitió comprender que, por más dañado que estuviera mi cuerpo, mi mente todavía estaba entera y podía experimentar paz. Esa fue la primera ocasión en que experimenté la serenidad y la claridad mental que acompañan al mindfulness.

Entonces comprendí que mi tormento no se derivaba de lo que estaba experimentando en el presente, sino del miedo al futuro, porque imaginaba que ese dolor no iba a acabar nunca. No solo estaba enfrentándome al dolor presente, sino que estaba «pre-sintiendo» el dolor y la preocupación futuras, lo que intensificaba innecesariamente mi dolor. Sin entender todavía lo que acababa de ocurrir, supe que había sido algo extraordinario. Fue una experiencia visceral que resonó en mis pensamientos y sentimientos... y me permitió degustar el sabor de la libertad.

Abandoné el hospital con el profundo deseo de ver cómo podía utilizar la mente para aliviar mi sufrimiento. Y, cuando emprendí la práctica regular de la meditación, mi vida dio poco a poco un vuelco y me convertí en una persona mucho más feliz. Y con ello quiero decir que pude enfrentarme mejor a los problemas de salud que empecé a experimentar cuando, en 1997, las cosas se complicaron y me quedé parcialmente parapléjica y con el intestino también paralizado y me vi obligada a desplazarme utilizando muletas y silla de ruedas. Dos años más tarde tuve que someterme a otra importante operación para reconstruir mi columna vertebral, pero, en esa ocasión, estaba mucho más tranquila. Y cuando, un par de años después, volví a ver al cirujano, se sorprendió de lo bien que estaba funcionando la nueva prótesis metálica. Y esto se debió a que el mindfulness me había ayudado a cuidar mi cuerpo –y mi nueva columna metálica–, evitando que abusara de ella como la otra vez.

Entonces supe que quería dedicarme a ayudar a quienes estaban enfrentándose al dolor provocado por una enfermedad o un accidente y, para ello, elaboré un programa de mindfulness basado en todo lo que había aprendido. Uno de mis principales maestros fue el doctor Jon Kabat-Zinn, creador del programa Reducción de Estrés Basado en el Mindfulness (REBM o REBAP) y fundador de la Clínica de Reducción del Estrés de la Facultad de Medicina de la Universidad de Massachusetts. Jon me enseñó muchas cosas y alentó mi sueño de establecer la organización Respira Vida Breathworks para enseñar mindfulness a personas que padecen de dolor y enfermedad crónicos.

En Respira Vida Breathworks desarrollamos el programa Mindfulness-Based Pain Management (MBPM). Aunque originalmente destinado a ayudar a las personas a enfrentarse a los efectos de las enfermedades y los accidentes, se trata de un programa que ha demostrado ser también muy útil para el tratamiento del dolor, el estrés mental, la ansiedad y la depresión. MBPM resulta hoy en día accesible en muchos centros de cerca de quince países repartidos por todo el mundo, incluido el Reino Unido, Europa y Australasia. Respira Vida Breathworks ha acabado convirtiéndose en una organización internacional dedicada al estudio y la investigación sobre el uso del mindfulness para gestionar el dolor, la enfermedad y el estrés que suele acompañarlos.

Cuando recuerdo a la chica que, en 1977, se lesionó por vez primera la columna, es como si hubiese ocurrido un milagro. Mi vida es hoy en día, pese a mi incapacidad, mucho más rica y plena. Es cierto que todavía tengo que desplazarme usando muletas y silla de ruedas (porque la recomposición de mi aplastada columna queda fuera, obviamente, del alcance del mindfulness) y, aunque todavía deba tomar calmantes, mi dosis actual es muy inferior a la que debía tomar los días anteriores a la práctica del mindfulness. Por otra parte, estoy en paz con mi situación. Tengo una vida maravillosa que está libre de sufrimiento secundario. Este es el regalo que me ha dado el mindfulness, un regalo que espero compartir con el lector mediante este libro escrito en colaboración con Danny.

LA HISTORIA DE DANNY PENMAN

Mi calvario comenzó el día en que, volando sobre los montes Costwold del sur de Inglaterra, me sorprendió una ráfaga de viento que dobló inesperadamente el ala de mi parapente. En un momento estaba volando normalmente y al instante siguiente estaba precipitándome de cabeza hacia la ladera de la montaña que se desplegaba diez metros por debajo. Recuerdo haber pensado muy tranquila y claramente: «Es probable que no sobreviva, pero estoy seguro de que dolerá».

Cuando por fin mi cuerpo llegó al suelo, el mundo se detuvo y me sentí envuelto en una nube de algodón. Entonces abrí los ojos y comencé a examinar sistemáticamente mi cuerpo en busca de lesiones. Me aseguré de que podía mover los dedos de manos y pies y de que no había líquido pegajoso amarillento saliendo de mis ojos u oídos (claro indicio de fractura de cráneo). Cuando la revisión llegó a mis piernas, me sorprendió la presencia de un dolor intensísimo. Entonces me di cuenta de que el impacto había propulsado hacia arriba la mitad inferior de mi pierna derecha, que había atravesado la rodilla y el muslo. Podía ver incluso el perfil de mi tibia fracturada levantando la tela de mis pantalones tejanos. Rápidamente entré entonces en shock y mi cuerpo empezó a sacudirse con espasmos violentos e incontrolables.

Mientras permanecía acostado en la ladera de la montaña, recordé una forma de meditación que, para enfrentarnos al nerviosismo de los exámenes, nos habían enseñado en el instituto. Se trataba de una técnica que había utilizado en varias ocasiones para enfrentarme al estrés y las tensiones de la vida cotidiana, aunque nunca, como hasta entonces, para hacer frente al dolor y el sufrimiento físico. Pero, como sabía que la meditación también se utilizaba para aliviar el dolor, decidí probarlo mientras me hallaba sumido en la desesperación.

Entonces empecé a respirar lenta y profundamente y a concentrarme en las sensaciones del aire entrando y saliendo de mi cuerpo. Me imaginé en un hermoso jardín inspirando y espirando tranquilamente. Poco a poco, y respiración tras respiración, el dolor empezó a alejarse. Era como si, en lugar de experimentarlo directamente, fuese algo menos «personal», como si estuviese viéndolo en televisión o a través de una suave neblina.

Cuando llegué al hospital, resultó evidente la gravedad de la lesión y la eficacia de la meditación como tranquilizante. La meseta tibial, ubicada en el inferior de la rodilla, se había roto en seis partes y la tibia y el peroné (los huesos de la pierna) se habían fracturado en seis grandes fragmentos y numerosas astillas. Y también habían experimentado un daño muy importante los músculos, tendones, ligamentos y cartílagos de esa región.

Fueron necesarias tres grandes operaciones para reconstruir mi pierna. También tuvieron que fijarme quirúrgicamente a la pierna, entre 6 y 18 meses, un dispositivo ortopédico externo recién inventado llamado «fijador espacial Taylor» destinado a reparar el daño. El dispositivo en cuestión consistía en cuatro anillos paralelos que rodeaban mi pierna y cuya apariencia se asemejaba a un injerto entre un mecano y un aparato de tortura medieval. Catorce radios de metal y un par de pernos conectaban esos anillos con los fragmentos óseos del interior de mi pierna. Los radios y los anillos del dispositivo podían desplazarse independientemente y permitían a los cirujanos desplazar a voluntad los fragmentos de hueso del interior de mi pierna. Se trata de un dispositivo que reemplaza, en esencia, los habituales mecanismos de tracción, placas y tornillos utilizados en los hospitales para fijar huesos gravemente rotos.

La vida con ese dispositivo me resultaba insoportable. Apenas si podía dormir y solo podía aliviar el dolor de las lesiones empleando medicamentos muy fuertes que me dejaban embotado y deprimido. Me sentía muy desdichado (amén de ansioso, estresado e irritado) y, como no había «pensamiento positivo» que pudiese modificar un estado mental tan afectado, decidí buscar una forma alternativa de enfrentarme al dolor que aumentara mis probabilidades de recuperación.

Fue entonces cuando, debido a mis experiencias anteriores, me dirigí hacia la meditación como posible tratamiento y no tardé en descubrir el trabajo de Mark Williams, profesor de psicología clínica en la Universidad de Oxford del Reino Unido. Él y sus colaboradores de las universidades de Cambridge, Toronto y Massachusetts llevaban cerca de veinte años estudiando el extraordinario poder de la meditación para el tratamiento de la ansiedad, el estrés, el dolor, el agotamiento y hasta la depresión y habían elaborado una forma muy poderosa de terapia, conocida como terapia cognitiva basada en el mindfulness.

Entonces empecé a utilizar el mindfulness para enfrentarme a los efectos secundarios del accidente. El programa de meditación pareció funcionar muy bien y alivió tanto mi dolor que pude reducir en dos terceras partes aproximadamente la toma de analgésicos. También aprendí a aceptar mejor la vida y reconocer que, en lugar de ser problemas que acabarían postergándome a las muletas o la silla de ruedas, mis lesiones eran provisionales e irían atenuándose de forma gradual.

Estoy convencido de que el mindfulness fue fundamental en mi pronta recuperación, porque a las diecisiete semanas me quitaron el fijador espacial Taylor (sin necesidad de verme condenado a llevarlo entre los seis y dieciocho meses habituales). Los médicos que me trataron se quedaban sorprendidos con mi evolución. Poco después de la última operación, bromeé con el cirujano Mark Jackson, especialista de la Bristol Royal Infirmary, diciendo que mis lesiones, a fin de cuentas, no habían sido tan graves como pensaba. Mirándome estupefacto, Jackson respondió: «La verdad es que tu pierna, por decirlo en pocas palabras, ha sido una de "las cinco principales" lesiones de pierna que me he visto obligado a tratar con un fijador especial Taylor».

En 2008, a los 42 años, volví a correr las 630 millas del South West Coast Path de Bretaña. No sé si mi suerte perdurará. Las heridas todavía me duelen de vez en cuando, pero el dolor ya no me consume ni me impide vivir plenamente. Sé que el mindfulness no es una panacea, sino una poderosa terapia que disuelve el dolor y el sufrimiento, permite que tu cuerpo sane y te ayuda a enfrentarte a la ansiedad, el estrés y la depresión, los compañeros habituales de una enfermedad o una lesión grave. Hoy en día acepto lo que cada día me depara y llevo a cabo los sencillos ejercicios físicos y mentales del programa Respira Vida Breathworks.

3. Introducción al programa de mindfulness

Los ocho últimos capítulos que componen este libro están dedicados al programa de mindfulness. Cada uno de ellos corresponde a una semana del programa y están diseñados para aliviar el sufrimiento y aclarar progresivamente la mente. Son muchas las personas que descubren, casi desde la primera semana del programa, que su dolor empieza a aliviarse, aunque, en ocasiones, ello requiera más tiempo. Cualquier estrés, ansiedad o depresión que sientas también irá disolviéndose de forma gradual, dejándote de nuevo energetizado y completo.

Dos son los elementos que componen los distintos capítulos. En primer lugar, está el programa de meditación, que requiere unos veinte minutos cada día (y cuyas meditaciones encontrará, el lector interesado, en la web www.letraskairos.com). Los cuadros sombreados incluidos en cada capítulo contienen también instrucciones detalladas para llevar a cabo cada una de estas prácticas. Esto te permitirá leer todo el libro y volver luego, semana tras semana, al programa de meditación. Por ello te recomendamos que, si empiezas leyendo el libro entero, vuelvas luego a leer, antes de emprender la práctica, el capítulo relativo a cada semana. Las lecciones incluidas se basan en siglos de sabiduría y algunas pueden ser muy sutiles, de modo que conviene tenerlas bien frescas.

El segundo elemento del programa son los llamados «liberadores de hábitos cotidianos», que están destinados a desarticular progresivamente los hábitos negativos de pensamiento y de conducta. Y, como los hábitos suelen encerrar mucho dolor, sufrimiento y estrés, su disolución aumenta de manera considerable la eficacia del programa. Los liberadores de hábitos suelen ser muy agradables y están diseñados para aliviar el sufrimiento secundario y estimular la felicidad y curiosidad innatas. Un liberador de hábitos típico consiste en ir a un parque y sumergirnos en la naturaleza o esperar tranquilamente a que hierva el agua para preparar el té o el café sin apresurarnos a apagar el fuego. Trata de hacer esto con toda atención, es decir, con una atención plena.

Es mejor llevar a cabo las meditaciones seis de los siete días de cada semana. No importa los días que elijas. Y, en el caso de que te olvides un día o dos, trata simplemente de realizar la práctica otro día y prosigue luego con la siguiente semana del programa. Y, en el caso de que solo puedas meditar cuatro días o menos, repite esa semana del programa. Como el poder del mindfulness se basa, fundamentalmente, en la repetición, es muy importante meditar el número recomendado de días. Y, como nuestra vida suele estar muy ocupada, no conviene que nos critiquemos por «fracasar» en llevar a cabo una parte del programa. De hecho, aunque hay ocasiones en las que el programa requiere más tiempo del que desearíamos, es imposible «fracasar» en la meditación. Si, por alguna razón, no puedes seguir con el programa, procura no criticarte y retoma la práctica apenas puedas. Y, en el caso de que hayan pasado varias semanas o meses sin practicar, es mejor comenzar de nuevo desde cero.

Recuerda que eso no significa que hayas fracasado. Es muy normal, en cualquier programa de mindfulness, detenerte o incurrir repetidamente en «falsas salidas». Son muchas las personas que, pese a haber incurrido en un principio en este problema, han acabado «dominando» la práctica del mindfulness. El hecho de «fracasar» o «abandonar» puede enseñarnos, por más paradójico que parezca, lecciones muy importantes. La compasión, especialmente la compasión con uno mismo y con las dificultades que uno atraviesa, es un rasgo central del mindfulness. Evita, pues, maltratarte si crees que no estás esforzándote lo suficiente.

UN RESUMEN DEL PROGRAMA SEMANA A SEMANA

La **semana 1** introduce la meditación del escáner corporal. Esta es una meditación que, como su nombre indica, te invita a desplazar tu conciencia por el cuerpo y a concentrar tu mente en las distintas sensaciones con las que te encuentres. Esta sencilla meditación ilustra la diferencia existente entre pensar en una sensación y *experimentarla* directamente. También te ayuda a reconocer la diferencia existente entre el sufrimiento primario y el sufrimiento secundario y modifica de forma considerable la relación que mantienes con el dolor y la enfermedad. Es precisamente por ello que el escáner corporal asienta los cimientos del resto del programa. Esta meditación es también un liberador de estrés muy poderoso.

La **semana 2** introduce la meditación del ancla de la respiración, que te ayudará a cobrar más conciencia de los pensamientos, sentimientos y emociones que aparecen en tu mente y a dejar de luchar contra ellos. De ese modo, aprenderás que muchos de tus pensamientos y sentimientos están impulsados por el «piloto automático». La mayor parte de tu sufrimiento es, en realidad, una reacción a los «desencadenantes» mentales y físicos. No puedes desembarazarte de estos desencadenantes, lo único que puedes es cambiar el modo en que reaccionas a ellos, algo a lo que contribuye muy positivamente el ejercicio del ancla de la respiración. De ese modo, aprenderás a desembarazarte de manera progresiva de tu sufrimiento y volver a vivir plenamente. Esta es una habilidad que puede transformar tu vida por completo. Otros de los beneficios adicionales de este tipo de atención a la respiración son que disuelve lentamente la ansiedad, el estrés y la depresión y alienta la curación física estimulando el sistema parasimpático, la rama «tranquilizante» del sistema nervioso.

La **semana 3** introduce la meditación del movimiento consciente. El dolor y la enfermedad tienen un efecto muy importante en la adecuación, flexibilidad y capacidad global de llevar a cabo las tareas ordinarias de la vida cotidiana. Y, como el cuerpo humano está diseñado para moverse, cuando permanecemos demasiado pasivos, empezamos a sufrir de una amplia variedad de problemas de salud secundarios. Por ello, durante la tercera semana, introducimos algunos ejercicios muy suaves de movimiento consciente especialmente diseñados por el programa Respira Vida Breathworks. Basados en el yoga y en el pilates, estos ejercicios impiden y hasta invierten el proceso de inactividad y contribuyen a restablecer la confianza y el valor. El énfasis, sin embargo, no apunta tanto al desarrollo de la capacidad física (aunque tal cosa también puede ocurrir) como a la *cualidad* de la conciencia mientras llevamos a cabo los movimientos. Esta semana también nos invita a prestar una atención plena, amable y comprensiva a nuestro cuerpo mientras llevamos a cabo las actividades normales de la vida cotidiana. Esto nos ayudará a diferenciar el sufrimiento primario del sufrimiento secundario, al tiempo que aliviará nuestro dolor.

La **semana 4** nos invita a dejar de evitar nuestras dificultades y enfrentarnos, en su lugar, a ellas. En la mayor parte de las áreas de nuestra vida cotidiana, tendemos a evitar o ignorar los pensamientos, sentimientos, emociones y sensaciones que nos parecen difíciles o desagradables. Esta semana nos propone asumir un enfoque diferente con la meditación de la aceptación compasiva, que nos invita a enfrentarnos amablemente a las dificultades, aceptando las cosas que no podemos cambiar (sufrimiento primario) y aliviando o superando aquellas que sí podemos cambiar (sufrimiento secundario). La aceptación es un tiempo para permitir, dejar ser y dirigir una actitud amable y bondadosa hacia nuestros «defectos» y dificultades. Te sorprenderás al ver el alivio del dolor que puedes conseguir dirigiendo simplemente una actitud bondadosa y compasiva tanto hacia ti como hacia los problemas a los que te enfrentas.

La **semana 5** proporciona las herramientas necesarias para descubrir las experiencias agradables que, a menudo, se hallan ocultas detrás del sufrimiento. La cuarta semana hemos despertado nuestros sentidos y nos hemos dado permiso para reexperimentar el mundo en toda su agridulce belleza. Durante esta semana partiremos de esta habilidad para centrarnos en la meditación del tesoro del placer. Concentrar toda tu conciencia en placeres sencillos como el calor de las manos o el sabor de tu comida favorita puede resultar muy transformador. Tan importante es, en suma, aliviar el dolor y el sufrimiento como volver a amar la vida.

La **semana 6** se asienta en las dos semanas anteriores con la meditación del corazón abierto, que contribuye a cultivar una conciencia confiada, bondadosa y amplia que ayuda a disipar el dolor y el sufrimiento. Esta perspectiva amplia nos ayuda a vivir en mayor armonía con el mundo, en lugar de reaccionar a él y estar siempre a la defensiva. Y esto es algo que tiene muchas implicaciones en lo que a la gestión del dolor se refiere porque, al enseñarnos a ser más compasivos, nos invita a dejar de luchar con nosotros y con la realidad del dolor, el sufrimiento y el estrés. Y, cuando lo hacemos, el espacio se llena de una sensación de paz y tranquilidad. Esta es la piedra angular de la gestión del dolor basada en el mindfulness.

La **semana 7** se erige sobre la práctica de la semana anterior, expandiendo hacia fuera la sensación de bondad y compasión hasta llegar a incluir a los demás. «¿Y por qué –podríamos preguntarnos ahora– si quienes estamos sufriendo somos nosotros?» Simplemente porque, lo reconozcamos o no, somos criaturas sociales y estamos conectados con los demás. El aislamiento intensifica el dolor, el sufrimiento y el estrés, mientras que la meditación de la conexión disuelve la sensación de aislamiento que a menudo acompaña a estas experiencias. Entonces es cuando, independientemente de lo solos que nos encontremos físicamente, empezamos a vivir en paz y armonía con nosotros mismos y con los demás.

La **semana 8** jalona el comienzo del resto de nuestra vida. Resume el curso y nos ayuda a esbozar un programa de mindfulness que, a largo plazo, resulte sostenible. Y también nos recuerda amablemente que, aunque no podamos controlar lo que nos sucede, siempre podemos elegir el modo de responder.

Un tiempo y un lugar para la meditación

Las meditaciones incluidas en este programa solo requieren diez minutos y deberían practicarse, en el mejor de los casos, un par de veces al día. A cada cual corresponde determinar los momentos más adecuados, pero, hablando en términos generales, es mejor al comenzar y finalizar cada día. Aunque son muchas las personas que creen que es mejor a primera hora de la mañana, poco después de levantarse, otros consideran más adecuado practicar después de volver del trabajo y antes de cenar. Quizás esto te obligue a levantarte un poco más temprano y acostarte un poco antes, para no practicar a expensas del sueño. Solo tú sabes cuáles son tus ciclos naturales de alerta, sueño y sufrimiento, de modo que a ti te corresponderá determinar el momento más adecuado. La regularidad también es importante, porque evita la postergación y permite programar mejor el día. En la medida en que el curso avanza, puedes querer alargar también la duración de las sesiones o quizás hacer dos meditaciones seguidas por la mañana y otras dos por la tarde. En cualquiera de los casos, sin embargo, asegúrate de seguir practicando, al menos, diez minutos, para mantener la regularidad, a primera y última hora del día.

Conviene recordar que quizás, si te sientes desbordado, acelerado o desesperado, no tengas tiempo para meditar. Y, en el caso de que lo hagas, probablemente se lo hayas quitado a otra cosa. Tendrás, por tanto, que *crear* un tiempo para meditar. Son muchas las personas que descubren que la meditación libera más tiempo del que consume, porque dedican mucho menos tiempo a sufrir y viven de manera mucho más tranquila. Hay quienes sostienen que la meditación es «autoindulgente» y que deberían dedicar ese tiempo a estar con su familia o trabajar más. Pero conviene recordar, en este sentido, que el tiempo dedicado a la meditación no solo es beneficioso para uno, sino que también lo es para la familia y los amigos. No hay que considerar, por tanto, que la meditación sea una pérdida de tiempo ni una forma de autoindulgencia, sino todo lo contrario. La meditación te ayudará a sanar y recuperar el control de tu vida y de tu sufrimiento y es sencillamente la forma más sensible y útil de enfrentarte al dolor, la enfermedad y el estrés. También es posible considerar el mindfulness como un ejercicio mental. Hay quienes pasan mucho tiempo poniendo en forma su cuerpo, pero casi nadie trata de poner en forma su mente. Y la meditación es, en este sentido, un programa para desarrollar la mente.

Es mejor meditar en un lugar tranquilo y agradable, que puede ser tan sencillo como un rincón silencioso de tu casa. Sentarte en medio del ruido y de la confusión no te ayudará a desarrollar la claridad interna, mientras que hacerlo en un lugar limpio y ordenado contribuirá al cultivo de un estado mental más contemplativo. Quizás quieras adornarlo con algún arreglo floral en esa zona o con algunas imágenes u objetos naturales evocadores, como una roca o madera de deriva, por ejemplo. También resulta muy adecuado desconectar el teléfono, silenciar el timbre o desviar la llamada al buzón de voz. Avisa también a la gente que viva contigo para que no te molesten durante el tiempo que dure la práctica. Hay personas a las que esto les resulta un poco embarazoso, porque temen que a los demás les extrañe, pero lo cierto es que, en la práctica, tu familia y tus amigos se verán complacidos cuando vean que el mindfulness te ayuda a liberarte del sufrimiento y a recuperar el control de tu vida.

¿Y qué necesitas para ello? Un reproductor de MP3 o lector de códigos QR para escuchar las pistas de meditación, un espacio tranquilo en casa, una silla o una alfombra en la que sentarte y quizás una manta, si hace frío, para cubrir las piernas y los pies. Eso es todo.

Hay personas que prefieren meditar en grupo. Si este es tu caso, quizás quieras participar en un curso *online* de Respira Vida Breathworks (los interesados pueden encontrar, en www.respiravida-breathworks.net, detalles de los cursos y una lista internacional de los profesores acreditados de Respira Vida Breathworks).

¿Cómo debo sentarme?

La palabra «meditación» suele evocar la imagen de una persona joven y flexible sentada en el suelo con las piernas cruzadas. Pero, aunque haya quienes mediten así, esta suele ser una postura muy incómoda. La práctica de la meditación no tiene nada que ver con sentarse en tal o cual postura. Ese no es más que el modo habitual de sentarse en Oriente. Es mejor, por tanto, practicar la mayoría de las meditaciones que presentamos en este libro sentado en una silla con el respaldo recto. Y, en el caso de que esta posición te resulte difícil o incómoda, siempre puedes adoptar cualquiera de las posturas que veremos más adelante. Procura aceptar tu situación física actual y adáptate a tus circunstancias. Quizás descubras que meditas mejor acostado o prefieras hacerlo arrodillado o sentado con las piernas cruzadas. Elige una postura que genere la menor tensión muscular posible y favorezca la meditación. Recuerda la necesidad de tratarte amable y compasivamente. El mindfulness no es una competición, de modo que no ganarás nada obligándote a asumir una postura difícil e incómoda.

No es extraño que, en la medida en que pasan las semanas y hasta los meses, necesites cambiar la postura que hayas elegido. Y tampoco es raro que, en algún momento de la meditación, te veas obligado también a cambiar de postura. Esto es algo muy habitual si tienes limitaciones físicas. Aun los más expertos meditadores necesitan moverse de vez en cuando. Pero, si te mueves, incluye eso en tu meditación y hazlo lo más atentamente posible.

Veamos ahora algunas ideas para elegir la postura en que vas a meditar. Ten en cuenta que, aunque algunas de las descripciones te parezcan muy detalladas, esto es algo deliberado. Si meditas únicamente para liberarte del estrés o mejorar la salud y el bienestar mental, la postura no es tan importante. Pero la mayoría de las personas con problemas crónicos de salud física tienen limitaciones que, aunque sean provisionales, deberán tener muy en cuenta. Esto impedirá que pierdas tiempo luchando con el malestar y que puedas obtener el mayor beneficio posible de la meditación. También puedes acceder a vídeos relativos a los principios de la postura en www.respiravida-breathworks.net

Sentado en una silla

Elige una silla de respaldo recto. Una silla de comedor de madera es, en este sentido, ideal. Procura, si tu columna está razonablemente bien, sentarte sin apoyarte en el respaldo. De ese modo, tu columna quedará libre para seguir sus curvaturas naturales y generar una sensación de apertura en el pecho. Esto también alienta la alerta y la «apertura» emocional. Si tu espalda es débil, puedes colocar algunos cojines detrás de la columna que te proporcionen un cierto apoyo. Trata de asumir la postura más erguida que te resulte cómodamente posible. Apoya en el suelo las plantas de los pies y, en el caso de que lo necesites, coloca bajo los pies un cojín o una almohada que te permita un contacto firme y estable con el suelo (véase figura).

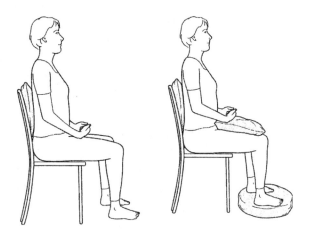

Equilibrando la pelvis

La clave de una postura cómoda reside, independientemente de la postura elegida (sentado en una silla, arrodillado en el suelo o sentado en el suelo con las piernas cruzadas), en el ángulo de la pelvis. La pelvis es el ancla de la columna y su ángulo determina el alineamiento de la cabeza, el cuello y la columna (véase ilustración). Si te colocas en una postura en la que la pelvis permanezca equilibrada y erguida, la columna no tendrá problema en mantener sus curvaturas naturales, lo que permitirá a la cabeza descansar en las primeras vértebras cervicales y que la parte superior del cuello permanezca erguida y relajada y con el mentón ligeramente retraído, una postura que facilita una apertura natural. Una pelvis equilibrada también permite que las piernas «caigan hacia fuera» y los pies se apoyen en el suelo con la menor tensión posible en los músculos largos de muslos y caderas.

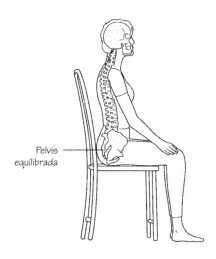

Pelvis
equilibrada

Una buena forma de saber si tu pelvis esta bien colocada consiste en bascularla unas cuantas veces hacia delante y hacia atrás (véanse ilustraciones a y b) buscando el punto intermedio justo que combine equilibrio y reposo. También puedes tratar, mientras estás sentado, de colocar las manos bajo las nalgas y sentir los isquiones (es decir, los huesos de las nalgas que, cuando estás erguido, soportan el peso del cuerpo). Si la pelvis está equilibrada, la mayor parte del peso del cuerpo se descarga directamente a través de estos huesos, en lugar de hacerlo a través de las almohadillas carnales de las nalgas ubicadas en la parte posterior de los muslos (a) o de la región púbica delantera (b). Quizás, para encontrar tal postura, tengas que ajustar la altura de la silla.

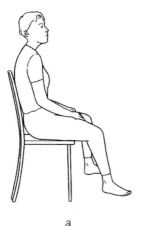 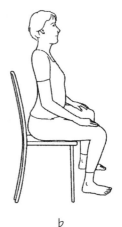

a
Pelvis inclinada hacia atrás
provoca indolencia y caída del cuerpo

b
Pelvis inclinada hacia delante
arquea excesivamente la espalda

También es importante colocar las manos a la altura correcta. Puedes apoyarlas en un cojín o sobre una manta enrollada para que los hombros permanezcan abiertos y amplios, en vez de caer, en la medida en que avanza la meditación, debido al peso de las manos (véanse ilustraciones c y d).

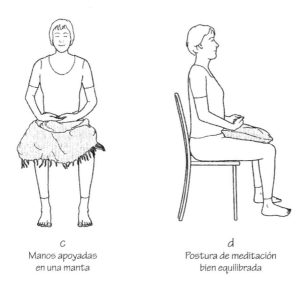

c
Manos apoyadas
en una manta

d
Postura de meditación
bien equilibrada

Arrodillado en el suelo

Hay personas con problemas de espalda que descubren que les resulta más cómodo meditar arrodillados en el suelo que sentados en una silla. Es más fácil ajustar la pelvis para que esté equilibrada y erguida cuando los muslos forman, con el cuerpo, un ángulo obtuso, en lugar de los noventa grados que acompañan al hecho de estar sentado en una silla. Arrodillarse, por otra parte, en el suelo, carga las rodillas y los tobillos, de modo que deberás elegir la postura que mejor te funcione.

Es importante que, en el caso de que decidas meditar arrodillado, determines la altura y firmeza correctas del asiento. Prueba con un banquito de meditación, un cojín de meditación, un cojín de aire o un bloque de yoga (el lector interesado encontrará detalles de estos productos y proveedores en el apartado «Recursos»). También hay quienes utilizan algo firme y estable como, por ejemplo, una guía telefónica sobre la que colocan, para que no les resulte tan dura, un cojín (véase ilustración e). El «asiento» no debe ser demasiado duro (porque la postura resultaría incómoda) ni demasiado blando (porque la haría inestable). Si es demasiado alto, la pelvis tiende a inclinarse hacia delante, arqueando excesivamente la región lumbar, mientras que si, por el contrario, es demasiado bajo, la pelvis se inclinará hacia atrás, con el consiguiente achatamiento de las curvaturas naturales y el excesivo redondeo de la espalda y los hombros. Ambos extremos establecen una postura poco favorable para la meditación, porque pueden producir dolor de espalda, dolor de cuello y una sensación global de tensión.

En el caso de que, mientras estés arrodillado, experimentes tensión en los tobillos, trata de apoyarlos en calcetines doblados (o en algo de parecida consistencia) para evitar, de ese modo, presionar demasiado la articulación del tobillo. Prueba con lo que tengas a mano y elige aquello que más cómodo te resulte (véase ilustración f).

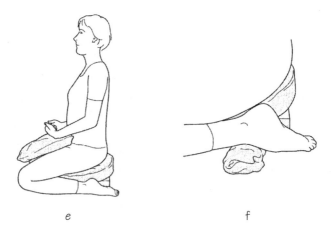

e   f

Sentado con las piernas cruzadas

Siéntate en el suelo con las piernas cruzadas si esta postura te resulta cómoda. Y aplica, para ello, los mismos principios que hemos mencionado para las demás posturas. Asegúrate de que la pelvis esté bien equilibrada, de modo que la columna pueda mantener sus curvaturas naturales sin caer en los extremos del encorvarte o arquearte demasiado. Deja que tus brazos se apoyen en un cojín o una manta para minimizar la tensión en los hombros y el cuello (como puede verse en la figura e).

Sentarse con las piernas cruzadas es una postura que requiere mucha flexibilidad y que solo se recomienda si se puede permanecer cómodamente en esta posición sin tensar el cuerpo. A menudo resulta inadecuada para quienes tienen problemas de salud o están enfrentándose al dolor crónico. A menos, pues, que seas muy flexible, sentarte en una silla o arrodillado en el suelo suelen ser las dos posturas de meditación sedente más recomendables.

Acostado

La meditación del escáner corporal suele llevarse a cabo acostado, una posición que también es adecuada para llevar a cabo otras meditaciones si te resulta difícil permanecer sentado en una silla. Es ideal, en este sentido, acostarse sobre una alfombra. Y, aunque se recomiende evitar la cama, porque está inconscientemente asociada al sueño y puede inclinar naturalmente hacia él, si se trata del único lugar en el que te sientes cómodo, no dudes en meditar ahí.

Asegúrate de que la cabeza esté a una altura cómoda y con el cuello en una posición neutra, utilizando, para ello, un cojín firme o una manta plegada. Encuentra una altura que no sea ni demasiado baja, lo que extendería innecesariamente la parte delantera del cue-

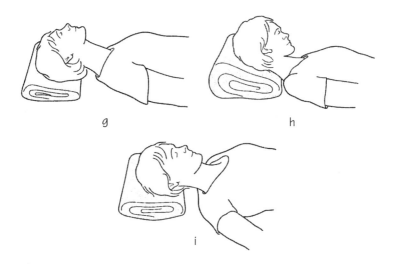

llo (véase figura g), ni demasiado elevada, lo que haría lo propio con la parte posterior (figura h). La posición óptima (figura i) es aquella en la que la frente está un poco más elevada que el mentón, con el cuello relajado y manteniendo su curvatura natural.

Para liberar cualquier tensión en el cuello, levanta las rodillas, de modo que puedas apoyar las plantas de los pies planos sobre el suelo (figura j). Alternativamente, también puedes utilizar una almohada, una manta doblada o cojines bajo las piernas y las rodillas (figura k). De otro modo, descansa con las piernas extendidas (figura l).

¿Cuándo debes empezar el programa?

¿Por qué, si te preguntas cuándo empezar la práctica, no empiezas ahora mismo? Después de todo, el presente es el futuro del año pasado, de la semana pasada, de ayer... El presente es el único momento que siempre has tenido.

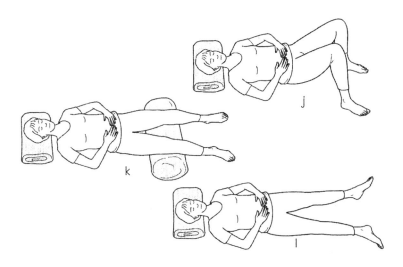

¿Por qué, si no puedes empezar en este momento, llevas a cabo, durante el siguiente descanso, la meditación del café que presentamos a continuación y decides luego cuándo empezar?

LA MEDITACIÓN DEL CAFÉ

El café y el té son bebidas que tomamos habitualmente y que se convierten en objetos ideales para la meditación. Puedes utilizar esta meditación para asentar tu mente antes de tomar una decisión o simplemente para lograr una vislumbre de la conciencia despierta. Repítela cada vez que tomes una decisión o antes de tomar un té o un café. El audio de la meditación del café puedes escucharlo en http://www.respiravida-breathworks.net/recursos/audios-extras-del-libro-tu-no-eres-tu-dolor,

❖ Mira atentamente, si estás preparándote la bebida tú mismo, el café molido o las hojas de té. Obsérvalos de verdad. Deja que tus ojos se zambullan en los detalles. Observa, por ejemplo, el reflejo de la luz en el café o en las hojas de té.

❖ Añade el agua. ¿Qué oyes? ¿Qué hueles? Registra atentamente, si estás sentado en una cafetería, todos los sonidos y olores que percibas. ¿Escuchas el tintineo de la cucharilla en la taza? ¿Escuchas el siseo del agua hirviendo? ¿Escuchas la charla de los demás clientes? Conecta directamente con tus sentidos y no te quedes en la mera descripción verbal de la experiencia.

❖ Observa, si añades leche y azúcar, cómo se disuelven. ¿Cambia su color? Concéntrate en la sutileza de los distintos aromas.

❖ Toma un sorbo. El café tiene cerca de treinta aromas diferentes y el té muchos más. Trata de percibir alguno de ellos. ¿Adviertes la presencia de notas amargas, dulces, ácidas...?

❖ Resiste la tentación de tragarte ese sorbo. Espera unos instantes y traga únicamente cuando sientas que el sabor ha saturado tus papilas gustativas. ¿Cómo lo sientes? ¿Cómo se siente, en tu boca o en tu garganta, al inspirar? ¿Caliente? ¿Frío? ¿Caliente y luego frío?

❖ Repite los dos pasos anteriores y toma otro sorbo. Y sigue así hasta terminar la bebida.

¿Cómo te sientes? ¿Diferente a otras veces? ¿Sabe la bebida mejor que si la hubieras consumido a la velocidad en que habitualmente lo haces?

4. Semana 1:
El caballo salvaje

«La miseria era normal años después del accidente –dijo Mike–. Yo era soldador en un astillero. Atrás habían quedado los viejos tiempos en los que el trabajo difícil se realizaba al aire libre. Ahora esas operaciones se llevan a cabo en diques secos cubiertos. El acero se corta con láser y hay sofisticados pórticos para sostenerlo en su lugar cuando se suelda. Ese era, precisamente, el problema, porque, con el paso del tiempo, había perdido la flexibilidad necesaria. No es de extrañar que estuviese a punto de experimentar una lesión.»

Mike estaba soldando una pieza de chapa de acero a un carguero cuando, al volverse a mirar por encima de su hombro, experimentó un fuerte tirón en la región lumbar. Aunque dolorido, no pensó más en ello hasta que, una hora más tarde, fue a tomar una taza de té. Por aquel entonces, tenía toda la región lumbar endurecida y, pocas horas más tarde, el dolor le impedía moverse, hasta el punto de que hasta respirar le resultaba doloroso. Ese fue el inicio de una ordalía de cinco años que le llevó a peregrinar de especialista en especialista y de clínica del dolor en clínica del dolor.

Antes del accidente, Mike estaba cada vez más divorciado de su cuerpo. Se había convertido en un vehículo que llevaba su cerebro de un lado a otro. Era sorprendente, pero su trabajo –y su vida en general– le habían llevado a olvidar su cuerpo y sus necesidades.

El trabajo de Mike era muy cualificado y precisaba maquinaria y equipamiento muy especializados. Su trabajo requería la participación de su cabeza y de su cuerpo, pero, con el paso del tiempo, el rango de movimientos corporales necesarios para llevarlo a cabo había ido reduciéndose progresivamente. Y, aunque el tempo mental de su trabajo había aumentado de manera considerable, su cuerpo había empezado a anquilosarse. Cada vez se sentía más estresado y a menudo se sentía como si estuviera ahogándose. Mike había acabado convirtiéndose en un engranaje más de una inmensa maquinaria.

Es fácil recluirse dentro de la cabeza hasta el punto de olvidarse de que uno tiene un cuerpo. Y, cuando pasas mucho tiempo pensando, el mundo exterior deja de existir. El pensamiento, las preocupaciones, las comparaciones y los juicios insumen tantos recursos que uno empieza a desconectarse del cuerpo. Y esto es algo que se acentúa en el mundo paradójicamente «conectado» de la televisión, la radio, internet, los teléfonos inteligentes y los medios sociales que, si bien nos mantienen en continuo contacto con el mundo externo, nos desconectan simultáneamente del mundo interno.

Pero aquí también hay un problema, porque podemos haber empezado a evitar subconscientemente nuestro cuerpo. Quizás, en el fondo, podemos sentir que nuestro cuerpo no nos gusta mucho. Y esa es una sensación que se acentúa y profundiza con las imágenes que nos bombardean desde las revistas, el cine y la televisión. Nuestro cuerpo, por comparación, no parece tan esbelto, fuerte, alto ni hermoso como nos gustaría y, día tras día, ya no somos tan jóvenes como antes. De ahí se deriva la tendencia a ignorar nuestro cuerpo, una tendencia que se intensifica cuando llevamos años sufriendo de dolor crónico hasta el punto de acabar convirtiendo nuestro dolor en un demonio que hay que evitar a toda costa. Y también puede haber una sensación de miedo, el miedo a que, un buen día, nuestro cuerpo se colapse estrepitosamente. Poca gente admite que un buen día morirá.

La desconexión entre cuerpo y mente no parece preocupar mucho, pero esconde un problema crítico, porque significa que hemos perdido una capacidad vital. Ya no somos capaces de «calibrar» las diferentes sensaciones que la mente convierte en sentimientos de placer, dolor y sufrimiento. De modo que, cuando tenemos un accidente –una enfermedad seria–, es como si se abriese, en los centros de dolor del cerebro, una válvula oxidada que ya no puede volver a cerrarse. En tal caso, las sensaciones empiezan a comportarse como aquellas viejas duchas en las que el agua hirviente alternaba con el agua helada y resultaba difícil fijar la temperatura justa. Esa, más que cualquier otra cosa, es la fuerza impulsora que hay detrás del sufrimiento secundario del que hablamos en el capítulo 2. Y esto es, precisamente, lo que empeora el dolor.

Nos guste o nos desagrade, tenemos un cuerpo y, si lo negamos o ignoramos, no haremos más que acumular problemas. Llega un momento en que es imposible seguir negando el cuerpo, un momento en el que, ya sea a través de los achaques o los dolores naturales que acompañan al envejecimiento, el cuerpo acaba reclamando nuestra atención. Por ello el primer paso del programa de mindfulness consiste en volver a establecer contacto con el cuerpo. Y, cuando lo hacemos, el sufrimiento empieza a aliviarse. El primer paso consiste en acercarnos gradualmente al sufrimiento mental y su correspondiente estrés. Cuando lo hagas, verás cómo el sufrimiento secundario empieza a disolverse. Y, en la medida en que avances, advertirás también una reducción del sufrimiento primario mientras la sensación visceral de dolor creada por el cerebro se diluye y revela las sensaciones físicas puras que la componen.

Aunque nadie, en este estadio, pueda asegurarte que tu dolor acabará desvaneciéndose, casi todas las personas que practican mindfulness por razones de salud experimentan un alivio significativo de su dolor y malestar global y se sienten también reconectados con la vida. La vida, dicho en otras palabras, merece de nuevo ser vivida.

Eso fue, precisamente, lo que Mike aprendió: «Yo creía que ser infeliz era normal –dijo–. El dolor me llevaba a beber mucho y siempre tenía resaca. También pensaba que era normal estar enfermo y tener dolor de cabeza. Ignoraba que era posible disfrutar de la vida. Había olvidado lo que significaba estar vivo. Eso es lo que el mindfulness me ha devuelto. Gran parte de mi dolor desapareció y, lo que es más importante, empecé a disfrutar de nuevo de la vida».

PRÁCTICAS PARA LA SEMANA 1

✧ Diez minutos de meditación del escáner corporal (véase página 87; audio 1) dos veces al día,

✧ Liberador de hábitos: pasar a diario un rato en la naturaleza (véase página 98).

El escáner corporal

El escáner corporal inicia el proceso de restablecer la unidad de cuerpo y mente. Es esencial para distinguir el sufrimiento primario del sufrimiento secundario y aliviar el dolor que ahora padeces. Y también pone en marcha el proceso de disolución del estrés, la ansiedad o la depresión que estés experimentando.

La meditación te invita a dirigir amablemente tu conciencia a las distintas regiones de tu cuerpo observando, con la mayor objetividad posible, lo que encuentres. La idea consiste en mantener un rato, en el centro del escenario de tu conciencia, cada una de las zonas por las que discurre tu atención y soltarla luego con amabilidad para pasar a la siguiente. La práctica te invita a asumir, del mejor modo posible, una actitud meditativa tranquila y curiosa al mismo tiempo. Deja a un lado cualquier idea preconcebida sobre lo que «deberías» sentir y procura observar sencillamente lo que encuentres. Quizás descubras la presencia de zonas insensibles, mientras que otras están muy calientes o palpitantes. También puedes descubrir dolores punzantes o quizás un dolor sordo y no es extraño que descubras regiones de neutralidad tranquila y sensaciones de pulsante vitalidad. Mira si las sensaciones permanecen fijas y son inmutables o si cambian de un instante al siguiente. Quizás te sorprenda descubrir que tu dolor no es un enemigo «sólido», sino algo mucho más «fluido». Procura, si te resulta posible, advertir los pensamientos y emociones que acompañan a esas sensaciones. Son habituales el miedo, la ira y la tristeza, que pueden ir acompañados de pensamientos llenos de ansiedad, estrés y depresión. También puedes descubrir sensaciones de liberación, paz y felicidad. Descubras lo que descubras, obsérvalo como mejor puedas y procura no juzgarlo. Si lo haces, verás cómo tu sufrimiento y estrés van relajándose y disolviéndose gradualmente y, al cabo de un rato, descubrirás que:

La relajación es tu estado natural
cuando dejas de crear tensión.

Trata de ser contigo lo más bondadoso y comprensivo que te resulte posible. Recuerda, si tienes miedo a lo que puedas encontrar, que no tienes que entrar de golpe en la meditación. Hazlo como si fueses un explorador, avanzando paso a paso y solo en la medida de tus posibilidades. No olvides que la meditación no es una maratón ni un esprín, sino un paseo amable en el que debes ir avanzando a tu ritmo.

Recuerda que, cuando una sensación te resulta demasiado desagradable, siempre puedes mover el cuerpo para aliviar el sufrimiento.

Decide responder conscientemente. Puedes tratar de relajarte en la misma postura o cambiar de postura. Observa el efecto, en tu dolor, del flujo y reflujo de la respiración. Hay veces en que la respiración te ayuda a disolver el sufrimiento. No olvides que eres libre de hacer lo que necesites para estar cómodo. La práctica te resultará mucho más beneficiosa si, en lugar de luchar contra el dolor o el malestar, permaneces relajado.

Advertirás que, en la medida en que la meditación avanza, se te pide que prestes una atención especial a la respiración. Este es uno de los hilos conductores que atraviesan el programa. La respiración no solo es fuente de vida, sino que también es un barómetro sensible a cualquier emoción o sensación física que discurra por debajo del umbral de la conciencia. Con práctica, aprenderás a utilizar la respiración como un sistema de alarma temprano que te permitirá sentir y diluir el sufrimiento y el estrés antes de que escalen hasta convertirse en un problema. A menudo, la simple observación de la respiración –lo más natural posible– puede acabar disolviendo, sin necesidad de hacer nada más, el dolor, el sufrimiento y el estrés.

Trata, para tener una sensación de lo poderoso que este efecto puede ser, de hacer lo siguiente: cierra el puño y advierte lo que sucede con la respiración. Probablemente descubras que también estás reteniendo la respiración, algo que se experimenta como una contracción en el abdomen. Relaja ahora la respiración y dirígela hacia las sensaciones de tensión en el puño. ¿Adviertes cómo tu puño se relaja también?

Cuando sienten dolor, estrés o malestar, la mayoría de las personas contienen automáticamente la respiración. Este es un hábito que puede manifestarse también como respiración superficial o como hiperventilación. Se trata de una forma distorsionada de respiración que dispara los sistemas de alarma de la mente que, a su vez, generan tensión y estrés corporal. Y, al experimentar ese aumento de tensión y estrés, la mente se alarma más todavía. Así es como la distorsión de la respiración genera un círculo vicioso y estresante de sufrimiento secundario que alienta la ansiedad y el estrés. Pero lo contrario también es cierto, porque el hecho de respirar hacia el dolor o los sentimientos estresantes tiende a disolverlos. Por ello, para salir del círculo vicioso que mantiene ese impulso, podemos apelar al mindfulness y la conciencia de la respiración, con lo cual el estrés no tarda en verse reemplazado por el sosiego.

Pero el mindfulness también opera a un nivel fisiológico más profundo. Prestar atención a la respiración la hace naturalmente más tranquila, profunda y rítmica, implicando también a la caja torácica y la parte posterior de los pulmones. Toda tu espalda, de hecho, se mueve cuando respiras naturalmente. A eso nos referimos cuando hablamos de «respirar con todo el cuerpo», combinando los movimientos del pecho y del abdomen y el masaje de los órganos internos que acompaña a cada respiración. Este tipo de respiración resulta tranquilizador, porque estimula el sistema nervioso parasimpático, que libera muchas hormonas que diluyen las tensiones y el estrés y alientan la curación.[1] Y esto, a su vez, genera sensaciones profundamente asentadas de tranquilidad y relajación que favorecen la respiración con todo el cuerpo. Este círculo virtuoso es un poderoso antídoto contra el dolor, el sufrimiento, el estrés y la ansiedad.

Un aspecto fundamental de la respiración con todo el cuerpo es la conciencia del movimiento del diafragma, que descansa en el interior del cuerpo, debajo de los pulmones, y atraviesa el torso de derecha a izquierda y de delante atrás.

Durante la inspiración, el diafragma se ensancha y achata hacia abajo, llenando de aire los pulmones. Durante la espiración, se relaja, vaciando los pulmones y expulsando el aire viciado (véase página 84).

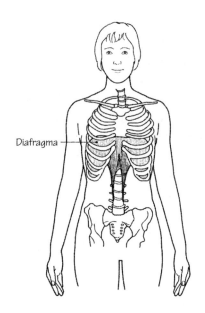

Diafragma

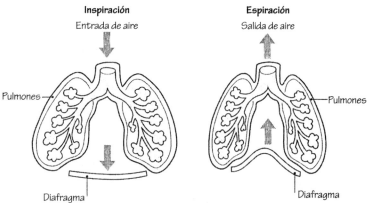

Inspiración
Entrada de aire

Espiración
Salida de aire

Pulmones

Pulmones

Diafragma

Diafragma

El escáner corporal te invita a sentir la respiración y relajarla mientras diriges la atención a las distintas partes de tu cuerpo. Es fácil advertir entonces que, cuando llegas a una zona tensa o dolorida, inhibes o contienes la respiración. Y es muy probable también que esa tensión se haya convertido en un hábito muy arraigado, algo muy normal y por lo que no debes criticarte. Afloja simplemente la tensión, cada vez que la adviertas, dirigiendo hacia ella una sonrisa interna amable. El hecho de respirar hacia la zona dolorida o molesta dirigiendo imaginariamente hacia ella tu respiración va socavando de forma natural el hábito de inhibir la respiración. También resulta muy liberador soltar y relajar simplemente mientras estás espirando. Así es como tu tensión va relajándose. Y lo mismo sucede también con el malestar emocional. El estrés, la ansiedad y la depresión están asociadas a una respiración contraída. Pero, cuando uno es consciente de esta tendencia e inspira dirigiendo la atención a la tensión emocional, la tranquilidad y la calma afloran de manera natural.

Así aprenderás gradualmente a respirar de manera más profunda y natural. Esta es la capacidad que más ha contribuido, en opinión de muchas personas, a cambiar su vida.

Los lectores interesados en una guía más detallada de la fisiología de la respiración pueden encontrarla en www.respiravida-breathworks.net.

Cuestiones prácticas

La meditación del escáner corporal solo requiere diez minutos y debe realizarse un par de veces al día durante seis de los siete días de la próxima semana. Los mejores momentos para realizarla son por la mañana y por la noche (o quizás por la tarde), y es preferible hacerlo regularmente a la misma hora. Es importante establecer una rutina que te ayude a practicar los días en que tu energía o entusiasmo decaigan. Antes de hacerlo, la mayor parte de las personas encuentran útil leer la guía de meditación que presentamos en la página 87 y llevarla luego a cabo escuchando el audio 1. En la medida en que la experiencia vaya profundizándose, puedes probar otras versiones del escáner corporal (disponibles también en www.respiravida-breathworks.net).

Merece la pena que revises las cuestiones prácticas de la meditación (que presentamos en las páginas 64-75). Es mejor practicar en un lugar tranquilo y cálido y asegurarte de que no serás molestado. En este sentido puedes, por ejemplo, comentar a las personas con las que vives que estarás un rato meditando. También puedes desconectar tu teléfono o redirigir las llamadas entrantes al buzón de voz de tu teléfono.

Es perfectamente normal que, cuando emprendas un programa de mindfulness, experimentes cierta resistencia. Entonces puedes pensar que tienes que atender a cuestiones nuevas y más urgentes. Quizás te sientas culpable por dedicar un tiempo a la meditación. Recuerda, en tal caso, que este es el tiempo que has decidido dedicar a cuidarte y sanar. Y no olvides que de tu sanación se beneficiarán también las personas que te rodean. Y recuérdate amablemente, si la resistencia perdura, que, como tantas personas han descubierto, *el mindfulness suele proporcionar más tiempo del que requiere.*

Y esto lo hace acabando con muchos de los hábitos de pensamiento y de conducta que tanto tiempo consumen, para lo cual es necesario pasar muchas veces por el mismo lugar. Cuanto más consciente eres del funcionamiento de tu mente y de tu cuerpo, más cuenta te das del tiempo que pasas funcionando en la modalidad de piloto automático, lo que te permite bajar de esa noria y dedicar tu tiempo a cosas más interesantes. En la medida que avances en el programa, descubrirás que tu funcionamiento, tanto en casa como en el trabajo, es cada vez más eficaz.

LA MEDITACIÓN DEL ESCÁNER CORPORAL

Esta semana aprenderás la meditación del escáner corporal (audio nº 1) que centra tu atención en las sensaciones de la respiración dirigiendo tu conciencia hacia las distintas regiones de tu cuerpo.

Preparación

Adopta una postura lo más cómoda posible cubriéndote, si fuese preciso para no enfriarte, con una ligera mantita.

La mayor parte de la gente prefiere hacer el escáner corporal acostado, pero, si ello te resulta incómodo, hazlo sentado en una silla o hasta de pie. Si, durante la meditación, te sientes especialmente incómodo o dolorido, no dudes en realizar los movimientos necesarios para ajustar tu postura. Las instrucciones de meditación dan por sentado que la realizas acostado, pero, si la postura que has elegido es otra, adapta las instrucciones a tu caso cuando sea pertinente.

Deja que tu cuerpo se apoye, como mejor puedas, en la cama o el suelo. Coloca los brazos a ambos lados de tu cuerpo y descansa suavemente las palmas de las manos sobre el vientre.

Permite que tus hombros descansen en el suelo, afloja el rostro y mantén, si ello te resulta cómodo, los ojos ligeramente cerrados y las manos relajadas.

Extiende las piernas o, si tienes problemas en la parte inferior de la espalda, coloca cojines o mantas dobladas bajo cada rodilla para no tensar la zona o dóblalas hasta apoyar los pies en el suelo, con las caderas en posición semisupina. Colócate en la postura que más cómoda te resulte.

Relaja completamente el peso de tu cuerpo y relájate en la gravedad. Suéltate completamente y deja que el peso de tu cuerpo descanse en el suelo o en la tierra.

Escaneo

Conecta con el movimiento de la respiración debajo de las manos. ¿Puedes sentir cómo tu vientre se eleva un poco al inspirar y desciende un poco al espirar? Procura no cambiar ni forzar la respiración y cobra conciencia de sus movimientos naturales. ¿Qué sucede en el pecho? ¿Puedes sentir las costillas expandiéndose al inspirar y retrotrayéndose al espirar? ¿Puedes sentir cómo los pulmones se llenan y vacían con cada respiración?

Entre el pecho y el abdomen hay un gran músculo llamado diafragma que atraviesa el cuerpo de un lado a otro y de delante atrás. Durante la inspiración, el diafragma se ensancha y aplana en el interior del cuerpo y, durante la espiración, se relaja de nuevo asumiendo su forma natural, semejante a un paraguas o un paracaídas ubicado debajo de los pulmones. El diafragma se mueve de continuo desde el momento del nacimiento hasta el momento de la muerte y, en la medida en que se ensancha y aplana durante la inspiración, empuja hacia abajo los órganos internos, llevando al vientre a expandirse un poco hacia fuera. Luego, cuando el diafragma se relaja durante la espiración, los órganos internos regresan de nuevo a su lugar y lo mismo hace el vientre. ¿Puedes sentir ese movimiento en tus manos mientras las mantienes apoyadas sobre el vientre? Trata de seguir el movimiento sin forzar, en modo alguno, la respiración.

¿Tienes alguna sensación del eco de la respiración en el suelo pélvico? Esta es una zona en forma de diamante ubicada entre el ano en la parte posterior, los órganos urinarios delante y las nalgas a ambos lados. El eco de la respiración es, en esta zona, muy sutil, de modo que no te preocupes si no sientes nada. Con el tiempo, sin embargo, puedes tornarte más receptivo a una sutil apertura y ampliación durante la inspiración y a una retracción y tonificación durante la espiración, mientras la zona del suelo pélvico se afloja y relaja un poco. Y no estamos hablando ahora tanto de un movimiento físico o muscular, sino de algo mucho más sutil, de algo que se asemeja al oleaje del océano.

Deja que tu conciencia se dirija ahora hacia las nalgas. Si descubres que están tensas, advierte también que, cuando cobras conciencia de ello, es muy natural relajar y aflojar la tensión, dejando que las nalgas se relajen y descansen completamente en la cama o el suelo.

Permite luego que tu conciencia se dirija a la parte inferior, la parte intermedia y la parte superior de la espalda mientras descansas en el suelo o la cama, siguiendo sus curvaturas y su forma natural.

Mira si puedes obtener ahora alguna sensación de la respiración en la parte posterior del cuerpo. El movimiento del diafragma en el interior de tu cuerpo también implica la participación de la parte posterior y delantera del cuerpo. Observa con atención, pues, lo que sientes en tu espalda durante la respiración. ¿Adviertes algo? Quizás sientas el eco de la respiración en la parte inferior de la espalda. Y, si observas la presencia de algún dolor o malestar en la región lumbar, deja que una respiración amable y bondadosa impregne y masajee esa zona. Aproxímate a ese malestar con la misma actitud con la que te acercarías a una persona amada que estuviese herida.

¿Cómo sientes el movimiento de las costillas en la parte posterior del cuerpo? Expandiéndose durante la inspiración y retrotrayéndose durante la espiración. Date cuenta de que las costillas y los pulmones están tanto en la parte posterior del cuerpo como en la delantera. Quizás esta sea una idea nueva para ti, pero lo cierto es que el hecho de cobrar conciencia del movimiento de la respiración en la parte posterior del cuerpo resulta naturalmente tranquilizante. ¿Puedes sentirlo?

Dirige ahora la conciencia hacia el apoyo de los hombros en la cama o el suelo que los sostiene. ¿Puedes soltar los brazos y dejar que se relajen suavemente? Deja que tu conciencia more en los brazos, los codos, los antebrazos y las manos. Y deja luego que la conciencia se dirija hacia los dedos y los pulgares, y descansa ahí unos instantes.

Vuelve luego a los brazos y dirige tu conciencia a la garganta, la parte posterior y los lados del cuello. Cobra conciencia de tu cabeza y de tu rostro. ¿Puedes dejarla descansar completamente en el cojín o la almohada en la que te apoyas?

¿Qué es lo que sientes en tu rostro? Trata, si adviertes algún tipo de tensión, de aflojarla y soltarla a la luz de la conciencia. Relaja igualmente los labios, la lengua, las mejillas y los ojos.

¿Puedes dejar que la parte posterior de la boca y la parte superior de la garganta se relajen y que la respiración fluya libremente hacia dentro y hacia fuera? ¿Puedes aflojar la mandíbula y no apretar los dientes? Esto puede ayudarte a sentir esta región un poco más relajada y sensible al vaivén de la respiración.

Dirige ahora tu conciencia a las caderas y deja que las piernas se relajen. Permite que las caderas se apoyen en el suelo o en la cama, ya sea que tengas las piernas extendidas o estés acostado en una posición semisupina. Suelta el peso de tus piernas a la gravedad y deja que la conciencia se dirija hacia la parte delantera, lateral y posterior de los muslos.

Permite ahora que la conciencia fluya hasta habitar las rodillas..., las piernas..., los tobillos..., las plantas de los pies... y la parte superior de los pies. ¿Puedes dirigir tu conciencia directamente a los pies? ¿Qué es lo que sientes ahí? Poco importa que la sensación sea intensa, apagada o entumecida, lo que importa es que seas consciente de ella.

Expande ahora tu conciencia hasta llegar a llenar la totalidad de tu cuerpo. Las piernas..., el torso..., la parte delantera, la lateral y la posterior..., los brazos, el cuello y la cabeza.

¿Puedes sentir cómo es todo tu cuerpo el que respira? Se expande muy suavemente al inspirar y se contrae al espirar. ¿Puedes permitir, en el caso de que experimentes dolor o malestar en algún lugar, que estas regiones se vean amablemente masajeadas y cuidadas por el vaivén de una respiración natural amable y bondadosa?

Advierte ahora, mientras descansas en el flujo natural y continuo del movimiento del cuerpo que acompaña a la respiración natural, cómo las sensaciones cambian de continuo. Lo que crees que es «dolor» o «malestar» son, en realidad, sensaciones puntuales cambiantes que, instante tras instante, aparecen y acaban desapareciendo. El «dolor» o el «malestar» no son tan compactos como creíamos. Puedes sentir que, como la respiración, las sensaciones son también fluidas, mientras descansas respirando amable y bondadosamente con todo tu cuerpo descansando, instante tras instante tras instante, en un flujo de sensaciones continuamente cambiantes.

Conclusión

Poco a poco va llegando el momento de poner fin a este breve escáner corporal basado en la respiración. Abre los ojos y mueve amable y cuidadosamente tu cuerpo. Esboza la intención de llevar esta conciencia fluida de tu cuerpo a todas las actividades de tu vida cotidiana. Deja que, independientemente de lo que hagas, tu experiencia se impregne de una respiración amable y bondadosa.

Pensamientos desesperados

¿Contribuye el escáner corporal a que tu mente se asiente y se ase-
meje a la superficie de un estanque o discurren, por el contrario, tus
pensamientos por el escenario de tu mente a toda velocidad como si
de un toro bravo se tratara? La mente de casi todo el mundo va de
un lado a otro mientras medita. Esto es algo completamente normal,
porque esa es su actividad normal. Steffen tenía que recordarse de
continuo que eso es, precisamente, lo que hace la mente: «Recuerdo
que el profesor de meditación nos decía que el mindfulness no tiene que ver con el éxito o con el fracaso. Cobrar conciencia de que la
mente va de un lado a otro es un signo de que la atención plena está
empezando a establecerse. Esta es una lección que tuve que aprender por mi cuenta una y otra y otra vez».

Como Steffen descubrió, el momento en que te das cuenta de que
tu mente se ha distraído es un momento de atención plena. Es un indicio de que estás aparcando la modalidad piloto automático y acer-
cándote a un estado mental más atento que te permite ver el mundo
más claramente y te ayuda a responder con más eficacia. Con la práctica, aumenta la frecuencia de aparición de estos «momentos má-
gicos», que acaban unificándose en un flujo de conciencia, lo que
contribuye a disolver el sufrimiento y tranquiliza amablemente la
red de dolor del cerebro. Y, cuando los circuitos del dolor se sosie-
gan, uno se torna más consciente de su vida tal cual es, en lugar de
quedarse atrapado en el pasado o fantaseando en el futuro, lo que
tiende, a su vez, a amortiguar la sensación de verse «desbordado» por
las mareas del estrés y la ansiedad.

Trata, cuando adviertas que tu mente divaga así, de dirigir de
nuevo del mejor modo posible tu conciencia al cuerpo y la respiración. Tu mente se distraerá una y otra vez, y de nada sirve castigarla
por hacer aquello que está destinada a hacer. Procura, por el contra-

rio, *trabajar* con tu mente. Trata de dirigirla hacia el cuerpo o la respiración con una sensación de curiosidad. Aliéntala a descubrir lo que hay en el flujo continuo de la vida a través de tu cuerpo. Una buena manera de visualizar este enfoque consiste en comparar dos formas de entrenar a los caballos salvajes utilizadas en el Medio Oeste de Estados Unidos.

La paciencia y el caballo salvaje

El primer modo de domar a un caballo salvaje consiste en quebrantar su espíritu. Y ello se consigue golpeándole hasta someterlo mientras el animal está atado a un poste y tirando luego violentamente de las riendas hasta que acaba doblegándose a la voluntad de su domador. Esta es una técnica que, hasta cierto punto, funciona, pero a costa de que el animal se torne huraño y suspicaz.

Un método más amable es el ilustrado por Monty Roberts, el conocido «hombre que susurraba a los caballos», que entrenaba a los animales salvajes conectando con su lenguaje. En cierta ocasión, domó a un caballo salvaje en las grandes llanuras de Estados Unidos.[2] El caballo era fuerte y, si Monty hubiese apelado a la fuerza, habría acabado sumido en una batalla imposible de ganar. En lugar de ello, dejó que el potro corriese y corriese, mientras él le seguía a la distancia con su propio caballo. Dejó que fuera donde quisiera hasta que, finalmente, enlenteciendo su paso, reconoció su presencia. Y cuando, en ese momento, Monty dejó de perseguirle y se dirigió en la dirección opuesta, el caballo empezó a seguirle con curiosidad. Dos días después, Monty se había ganado su confianza y, pocas horas más tarde, cabalgaba sobre su lomo.

Si tu mente se comporta con el espíritu de un caballo salvaje, asume un enfoque parecido al de Monty. Si te empeñas en obligarla a que se tranquilice, responderá coceándote violentamente y acabarás exhausto. Si, por el contrario, dejas que vaya a su aire y la sigues con tu conciencia, llegará un momento en el que se apaciguará sola. Tu mente solo lucha porque te opones a ella. Si eres paciente y concentras tu conciencia en la lucha de la mente, esta acabará tranquilizándose. Si entonces vuelves a concentrar tu conciencia en la respiración –o en tu cuerpo–, verás que empieza a interesarse en el objeto de tu meditación. De este modo, se comportará tranquila y amablemente, pero alerta y despierta, como el caballo salvaje que ha sido domado naturalmente.

También hay otra razón por la cual la mente se niega a asentarse durante la meditación, especialmente si nuestro cuerpo está estresado o dolorido. Es natural que la mente trate de eludir las sensaciones corporales desagradables. Una y otra vez tratará de distraer tu atención. Y probablemente lo haga para no prestar atención a las sensaciones desagradables, algo que en lenguaje técnico se conoce como aversión. Si cuando prestas atención a una sensación desagradable, tu mente empieza a comportarse como un caballo salvaje, observa el modo en que funciona. Presta atención a tus pensamientos y a cómo saltan de tema en tema. Observa cómo evocan recuerdos problemáticos y los extrapolan al futuro, dejando, a su paso, un reguero de ansiedad, estrés y tristeza. Observa simplemente, durante un rato, las pautas que se presenten y procura etiquetarlas como «pensamiento, pensamiento», «preocupación, preocupación» o «pensamiento doloroso, pensamiento doloroso». Y, después de haber observado un rato tus pensamientos, lleva de nuevo amablemente tu atención a la respiración y retoma la meditación.

Otras experiencias que puedes encontrar

Hay veces en las que el escáner corporal no mejora las cosas, y en ocasiones incluso parece empeorarlas. Esta es también una buena señal, porque podemos considerar al dolor como un pesado fardo que llevamos a cuestas. ¿Qué es lo primero que experimentas cuando sueltas ese lastre? Una clara sensación de alivio, pero también un poco de dolor hasta que tus dedos recuperan su extensión normal. Y ello ocurre porque, para relajarse, enderezarse y recuperar naturalmente su extensión natural, los músculos, tendones y ligamentos necesitan un tiempo. Lo mismo sucede también en el caso del escáner corporal. Cuando te relajas, tu cuerpo tiende a adaptarse a la falta de tensión y de estrés. Y, si has pasado mucho tiempo sufriendo dolor, tensión y estrés, tu cuerpo necesitará un tiempo para recuperar su extensión y alineamiento sano y natural. Solo pasado ese tiempo, el dolor empieza a aliviarse, a menudo sustancialmente.

Ir a dormir

Jess descubrió que se sentía cansada después de meditar y Claire solía dormirse a mitad de la práctica. Estos no son «problemas», sino indicios de un aumento de conciencia. Ello significa que tu mente y tu cuerpo están reconectándose. Es muy natural, si has pasado años sufriendo, que te sientas agotado. Y es que, cuando el estrés empieza disolverse, el agotamiento sale a la superficie. Si ese es tu caso, no te critiques. Date las gracias por haberte descubierto durmiendo y retoma la meditación en el punto en que la dejaste. Y si, después de la meditación, te sientes cansado, acepta la situación y vete a la cama un poco antes de lo habitual. Con el tiempo, empezarás a advertir una sensación renovada de energía. También puedes aprovechar, si padeces de insomnio, esta somnolencia practicando el escáner corporal cuando vayas a dormir para mejorar, de ese modo, la calidad de tu sueño nocturno.

La sensación de pánico

Toby tenía el problema exactamente opuesto. Ocasionalmente sentía miedo y hasta pánico: «No podía estar tranquilo y en silencio. Era algo muy desagradable, pero que no tardaba en pasar». Toby aprendió que, enlenteciendo la exhalación y dejando que el suelo sostuviera el peso de su cuerpo, podía lograr una sensación de «arraigo» que le recordó que esas sensaciones son pasajeras, y pudo sentirse seguro en la habitación.

LA CONCIENCIA DE LA RESPIRACIÓN EN LA VIDA COTIDIANA

Detente y quédate quieto unos instantes una vez cada hora. Dirige tu conciencia al interior de tu cuerpo y descansa en las sensaciones físicas de la respiración. Y mira, en el caso de que adviertas que estás conteniendo la respiración, si puedes relajarla un poco. Presta también atención, cuando retomes tu vida cotidiana, a la respiración. Y, cada vez que te descubras reteniendo la respiración para no sentir el dolor o el malestar, dirige amable y bondadosamente la respiración hacia esas sensaciones, suelta la respiración y afloja cualquier tensión que experimentes.

Cuando Mike hizo esto, se dio cuenta de algo tan sencillo como profundo. Le resultó muy interesante el hecho de que la respiración nunca fuese igual y le fascinó el modo en que experimentaba la respiración como una corriente continua de movimientos y sensaciones que relacionó con su dolor y malestar. Estos también cambiaban de continuo y ningún momento era exactamente igual al siguiente. Así fue como cambió su relación con su dolor y, en lugar de verlo como un enemigo estático al que derrotar, trató de relajarse y experimentarlo como un flujo de sensaciones siempre cambiantes.

«Muchas personas se tensan cuando sienten dolor –dijo Mike–. Tienen miedo de él y tratan de evitarlo. Pero no debes tener miedo al dolor, porque puede resultarte muy útil. Es cierto que se necesita valor para mirar el dolor, pero, cuando lo haces, te das cuenta de que no es tan fuerte, compacto e inmutable como creías. Como la respiración –y, en suma, como todo en la vida– cambia instante tras instante. No es extraño que descubras que no es tan malo como creías y también es habitual descubrir, cuando lo contemplas más de cerca, que empieza a disolverse. A veces, resulta inesperadamente agradable y, en este sentido, yo descubrí calor, hormigueo y una forma de tensión muscular como si acabase de hacer un ejercicio sano.»

El simple hecho de observar el dolor con una aceptación tranquila puede poner en marcha un proceso de transformación del sufrimiento. Y lo hace ayudándote a relacionarte de manera diferente con las sensaciones dolorosas. Como hemos visto en el capítulo 2, puedes empezar a verlas como algo parecido a las pautas cambiantes del clima. A veces hay violentas tormentas y otras veces amanece un día soleado con alguna que otra nube. Detrás de las variaciones climáticas, sin embargo, el cielo permanece siempre igual. En este sentido, Mike empezó a ver su mente como el cielo y su dolor como el clima. El dolor, como el clima, cambia de continuo y, en alguna que otra ocasión, deja un cielo completamente despejado.

Liberador de hábitos:
pasar un rato en la naturaleza

El mundo natural alivia del estrés y levanta el estado de ánimo. Sosiega al más irritable y nos permite contemplar las cosas con perspectiva. Por ello el liberador de hábitos que proponemos esta semana consiste en pasar un rato cada día en la naturaleza siendo consciente de los sentimientos por los que transitamos y de las sensaciones que la respiración provoca en nuestro cuerpo. Pasa un tiempo en un parque o en un jardín o, si te sientes un poco más aventurero, acércate a la montaña o la orilla del mar. Lo importante es que te dejes impregnar, lo más atentamente posible, por el entorno natural. Y, si no puedes salir de casa, abre las ventanas y sumérgete del mismo modo en el paisaje o imagina incluso que estás en la naturaleza.

Dedica unos minutos, cuando llegues al lugar elegido, a absorber la escena. ¿Qué ves, oyes y hueles? ¿Tiene el aire algún sabor? ¿Cómo sientes la tierra, la hierba y la corteza de los árboles? ¿Son rugosos, lisos, suaves o resbaladizos? Trata de sentarte, cuando te sientas seguro, en un banco, cierra los ojos y concéntrate en lo que oyes. Déjate impregnar por los diferentes sonidos. ¿Escuchas el viento? ¿Escuchas el ruido del motor de los coches que pasan a la distancia? ¿Escuchas el sonido de los insectos, el canto de los pájaros o el corretear de pequeños animales como las ardillas? Observa con atención la aparición y desaparición de cada sonido individual y pasa mentalmente de uno a otro.

¿Puedes sentir el peso de tu cuerpo descansando en el banco del parque o en el lugar en que estés sentado? ¿Puedes dejar que el peso de tu cuerpo lo sostenga la gravedad y te sientas descansado? ¿Puedes sentir el movimiento de la respiración en tu cuerpo (delante, a ambos lados y detrás)? ¿Puedes sentir que, al igual que los sonidos, la respiración cambia de continuo? ¿Puedes dejar que cualquier sensación de incomodidad corporal venga y vaya de un instante al siguiente? Mira si puedes tener una experiencia más fluida tanto de tu cuerpo como del mundo que te rodea.

Da, si tu estado físico lo permite, un corto paseo. Siente las sensaciones de las plantas de los pies y advierte el movimiento de tus músculos y articulaciones. Siente el suave balanceo de tus brazos y recuerda que el objetivo no consiste en llegar a tal o cual lugar, sino en pasear atentamente.

Practica este liberador de hábitos todos los días o, al menos, seis de los siete días de la próxima semana. Y permanece ahí, cuando lo hagas, todo el tiempo que quieras, aunque no conviene dedicarle menos de diez minutos. Y, si no puedes hacerlo a diario, trata de hacerlo entonces una vez esta semana durante una hora. La naturaleza te recompensara.

5. Semana 2:
Tú no eres tus pensamientos

En las afueras de Vancouver, en la costa oeste de Canadá, se halla el puente colgante del cañón de Capilano, un puente muy estrecho, ubicado a setenta metros de altura, que los días de viento se balancea amenazadoramente. En 1974, dos investigadores, Donald Dutton y Arthur Aron, colocaron a una joven y hermosa estudiante en el centro del puente. La chica tenía que pedir a los varones que atravesaban el puente que respondieran a un cuestionario. Al finalizar la encuesta, la joven, con la excusa de discutir esa noche en su casa el estudio con más detalle, daba al encuestado su número de teléfono. Pero el objetivo del experimento no era lo que parecía, porque se trataba de una investigación sobre el efecto que tiene la interpretación de las sensaciones corporales (como, por ejemplo, un aumento del ritmo cardiaco) en lo que pensamos, sentimos y hasta el modo en el que nos comportamos.

La mitad de los encuestados en el puente de Capilano llamaron esa tarde por teléfono a la joven, cosa que solo ocurría en la octava parte de las personas que se vieron encuestadas en otro puente más estable. Y ello se debía a que los hombres del puente de Capilano habían interpretado equivocadamente el sudor en las palmas de las manos, el aumento del ritmo cardiaco y el temblor en las rodillas como atracción sexual, es decir, habían confundido el miedo con el deseo, algo a lo que, en términos técnicos, se conoce como «atribución errónea de la excitación». Y ello implica la posibilidad de que interpretemos equivocadamente del mismo modo muchas de nuestras emociones y sensaciones físicas.

Los experimentos de Dutton y Aron revelan algo curioso sobre nuestra vida interior, y es que nosotros no experimentamos las sensaciones físicas como «cosas» objetivas e independientes, sino que les añadimos nuestro propio «significado», un significado que acaba formando parte inadvertidamente de nuestro paisaje emocional. Y, debido a la estrecha relación existente entre pensamientos, sensaciones físicas y emociones, esto es algo que afecta incluso a los pensamientos que atraviesan nuestra mente. Unos se alimentan de otros de un modo a menudo sorprendente y en direcciones ciertamente estresantes. Algunos estudios, por ejemplo, han demostrado que los sentimientos de ansiedad, estrés, depresión y agotamiento pueden generar dolor físico, sensibilizarnos más a él y hacerlo mucho más desagradable de lo que debería. Y el interés de estos descubrimientos no se limita a lo estrictamente académico, porque también nos revelan una forma de salir de nuestro sufrimiento. Porque, si el mindfulness nos ayuda a aliviar el estrés y el sufrimiento emocional, también puede reducir de forma considerable nuestro sufrimiento físico. Veamos de qué manera.

Círculos viciosos emocionales

La experiencia de una emoción es un proceso que discurre en varios pasos. Consideremos, por ejemplo, el caso del miedo. Cuando nos sentimos amenazados, por ejemplo, nuestro corazón se acelera, nuestro cuerpo se tensa y nos preparamos para la lucha, la huida o la parálisis. Esta es la conocida reacción inconsciente de «lucha, huida o paralización», que funciona de una manera muy curiosa. De hecho, la decisión de luchar, escapar o quedarnos quietos la toman tanto nuestro cuerpo como nuestro cerebro. Cuando nuestro cuerpo, por ejemplo, experimenta una amenaza, aumenta el ritmo del latido cardiaco y todo nuestro cuerpo se predispone a la acción. La mente experimenta entonces una reacción corporal (el aumento de la tasa cardiaca al atravesar, por ejemplo, un puente colgante) que dispara una respuesta emocional. Luego reconocemos conscientemente la emoción y, con mucha frecuencia, la etiquetamos como miedo, ira, preocupación, amor, etcétera. El proceso es tan rápido y sencillo que los distintos pasos que lo componen parecen fundirse de modo que, aunque en el fondo las reacciones corporales siguen burbujeando, en la práctica solo somos conscientes de la emoción. Nosotros advertimos el miedo, el amor o la ira, pero no somos conscientes del aumento de la tasa de hormonas en la sangre y del consiguiente aumento de la presión sanguínea. Esto resulta claro hasta que nos damos cuenta de que, en ciertas ocasiones –como evidencia el experimento del puente de Capilano–, interpretamos y etiquetamos equivocadamente nuestras sensaciones corporales.

La mente, en casi en todas las ocasiones, lleva a cabo una interpretación adecuada..., a menos, claro está, que llevemos años sufriendo de dolor crónico, enfermedad o estrés. Consideremos, por ejemplo, el caso del dolor. Nuestro cerebro está calibrado para detectar los primeros signos de dolor y dar los pasos necesarios para evitar sus desagradables consecuencias. Y esto, en la práctica, significa que, cuando nuestro cerebro detecta algo semejante al dolor, aumenta sus amplificadores sensoriales para tener una imagen más próxima y predisponer al cuerpo para la acción. Esta reacción de estrés tensa el cuerpo, intensificando la jaqueca, el dolor, la enfermedad y las lesiones, lo que, a su vez, aumenta la sensibilidad del cuerpo al dolor y acaba desembocando en un círculo vicioso (el llamado sufrimiento secundario).

Para empeorar las cosas más todavía, estas respuestas pueden acabar integrándose en nuestro cerebro de modo que acabamos viéndolo todo a través de unas lentes «teñidas de dolor», que priman e intensifican la experiencia dolorosa. De ese modo, sin embargo, cada vez nos resulta más difícil liberarnos del dolor, porque nuestro cerebro ha aprendido a automatizar el sufrimiento, que ha acabado convirtiéndose en un hábito. Y este es un efecto que el escáner cerebral pone claramente de relieve, porque las personas que más tiempo han sufrido tienen más tejido nervioso en la matriz cerebral del dolor, es decir, en las regiones cerebrales asociadas a la sensación consciente de dolor. Es como si el ejercicio desarrollase la matriz cerebral del dolor del mismo modo en que lo hace un músculo, es decir, haciéndose más grande y más fuerte. De este modo, los años de sufrimiento acaban desarrollando los «músculos del dolor» para que procesen más eficazmente las señales ligadas al sufrimiento.

Con ello no queremos decir que el dolor sea culpa nuestra, que se trate de una ficción de nuestra imaginación o que no sea más que una «construcción» nuestra. Nada más lejos de la realidad. Nuestro dolor es absolutamente real. De ningún modo estamos tratando de negar ni de «explicar» el sufrimiento, lo único que tratamos de hacer es explicar el modo en que nuestra mente percibe el dolor, para aprender a desatar los nudos que mantienen al sufrimiento en su sitio. Y una vez que entendemos esto, estamos en camino de eliminar gran parte de nuestro dolor, sufrimiento y estrés.

Lo que está implicado cuando uno sufre no son solo las emociones y las sensaciones físicas, sino también la mente consciente. Es muy comprensible que, cuando tengas dolor, busques el modo de salir de él. Y, cuando lo haces, apelas a una de las herramientas más poderosas de la mente: el pensamiento crítico racional. Veamos cómo funciona. Te ves a ti mismo en un lugar (en el dolor) y sabes el lugar en el que querrías estar (sano y libre del dolor). Entonces tu mente determina la distancia existente entre ambos puntos y esboza el mejor modo de salvarla. Esto activa la modalidad «hacer» de la mente, que es como la llaman los psicólogos porque funciona muy bien haciendo cosas y resolviendo problemas.[1] La modalidad hacer opera salvando progresivamente la distancia existente entre el lugar en el que estás y el lugar en el que querrías estar. Y lo hace analizando el problema, fragmentándolo en otros más pequeños y solucionándolos para evaluar luego el problema y ver si la solución ensayada nos ha acercado a nuestro objetivo.

La modalidad hacer a menudo funciona instantáneamente, antes incluso de que cobremos conciencia de ello. Se trata de un proceso muy poderoso que nos ayuda a resolver un gran número de problemas diferentes, desde desplazarnos por la ciudad hasta organizar una apretada agenda de trabajo. Ese es también, en una versión más refinada, el modo en que los ingenieros diseñan vehículos que gastan menos combustible y los médicos tratan de corregir la enfermedad.

Como la modalidad hacer es uno de los logros más importantes de la humanidad, es muy natural apelar a ese enfoque para tratar de liberarnos del dolor. Pero cuando nuestra mente se enfrenta al dolor y el sufrimiento crónicos, esa es la peor de las alternativas. Y ello es así porque, al concentrar nuestra atención en la diferencia existente entre el lugar en el que estamos y el lugar en el que queremos estar, no hacemos más que subrayar esa separación. Pero si ya hemos probado todo lo que la medicina puede ofrecernos sin poder salvar esa distancia, podemos acabar en un callejón mental sin salida. De ese modo, cada vez estamos más atrapados en la separación y somos menos capaces de encontrar una salida –como el conejo deslumbrado por las luces de un coche–, y acabamos torturándonos con preguntas que nos machacan mentalmente: «¿Por qué me dolerá tanto? ¿Qué es lo que ha disparado el dolor en esta ocasión? ¿Empeorará? ¡Duele! ¿Qué habré hecho mal esta vez?»

Esas preguntas de final abierto no hacen sino aumentar la ansiedad, el estrés y la depresión. Consumen nuestra energía y nos dejan fracturados y débiles. A menudo, sin embargo, las cosas son todavía peores, porque esas cuestiones dan rienda suelta a la mente para expresar sus peores temores, de modo que acabamos pensando: «Cada vez es peor... No sé lo que está pasando... Nadie sabe lo que está ocurriendo... Mi vida se verá arruinada. Quizás nunca mejore... Quizás se trate de una enfermedad terminal y no se han dado cuenta... Quizás no quieran darme las malas noticias...».

Así es como un miedo conduce al siguiente, que a su vez conduce al siguiente, que a su vez..., con lo que, sin darnos cuenta, acabamos perdidos en el laberinto de la autocomplacencia y la confusión. Un círculo vicioso que es una terrible experiencia mental y emocional, y que también resulta muy paralizante. El tormento mental amplifica el dolor y el sufrimiento físico, lo que intensifica la ansiedad mental, en un círculo cerrado que puede resultar extenuante.

Pero existe una alternativa...

Si tienes estrés o padeces una enfermedad crónica, no puedes detener el disparo de sensaciones corporales desagradables..., pero sí que puedes evitar lo que ocurre a continuación. Puedes poner fin a la espiral de pensamientos, sentimientos y emociones negativas que impulsan tu dolor. Puedes relacionarte de manera diferente con el sufrimiento y, cuando lo haces, descubres que el sufrimiento empieza a disiparse. Y esto es algo que puedes hacer apelando a una modalidad distinta a la hacer. Confiamos tanto en la modalidad hacer que a menudo nos olvidamos de que también podemos estar *atentos*. Estamos tan acostumbrados a relacionarnos con el mundo filtrado a través de nuestros pensamientos que nos olvidamos de la propiedad mágica de la conciencia, según la cual podemos ser sencillamente *conscientes* de lo que estamos pensando. Esto es algo que hace posible que experimentemos directamente el mundo sin la intermediación de nuestros pensamientos; es lo que los científicos denominan «metacognición». Es un punto de vista que nos permite ver nuestra mente en acción, como la cima de una montaña desde la que podemos ver un cielo que no está enturbiado por la niebla de los pensamientos, los sentimientos y las emociones. Esta es una modalidad de funcionamiento a la que los psicólogos denominan modalidad «ser» de la mente.[2]

La modalidad ser nos permite dar un paso atrás para alejarnos de nuestro dolor y de nuestro sufrimiento. Nos ayuda a liberarnos de la tendencia a *pensar excesivamente* en nuestro dolor y en nuestro sufrimiento. Detiene nuestros pensamientos, evitando que se interpongan como filtros o lentes distorsionantes y rompe el círculo que nos conduce a la ansiedad, el estrés, la depresión y a acabar generando más dolor todavía.

La modalidad ser no es mejor ni peor que la modalidad hacer. Es más grande que el pensamiento, más amable que el pensamiento, y a menudo más sabia también que el pensamiento. Desde hace miles de años, las personas han aprendido a cultivar la modalidad ser: una modalidad a la que, gracias a la práctica de la meditación mindfulness, cualquiera puede acceder.

La meditación de la atención plena (o mindfulness) se deriva
de la modalidad ser cuando aprendemos a prestar una atención amable,
deliberada, en el momento presente y sin juicios,
a las cosas tal como son.

El mindfulness nos enseña a ver el mundo –y nuestro sufrimiento, en consecuencia– como *realmente* es, no como esperamos que sea o como tememos que pueda ser. Y, cuando lo hacemos, ocurre algo muy interesante, porque el dolor empieza a disminuir hasta llegar, en ocasiones, a desaparecer. Y, aunque parte del sufrimiento permanezca, la investigación realizada al respecto evidencia que te preocupa menos, mucho menos.[3]

Algunas de las ideas presentadas en este estadio pueden ser demasiado abstractas y difíciles de entender. Si este es el caso, no te preocupes, porque la modalidad ser y las ideas que encarna suelen estar oxidadas por la falta de uso, pero no debes preocuparte porque, en la medida en que avancemos, irán quedando cada vez más claras. «Creer» es, en este sentido, irrelevante. Practica y verás como tu dolor y tu sufrimiento empiezan a desvanecerse.

PRINCIPALES CARACTERÍSTICAS DE LA MODALIDAD HACER Y DE LA MODALIDAD SER

1. **Piloto automático frente a decisión consciente:** la modalidad hacer es extraordinaria para crear hábitos y automatizar nuestra vida. Esos hábitos son muy útiles para llevar a cabo tareas repetitivas como lavar los platos o conducir, porque liberan «espacio mental» que podemos dedicar a otras tareas. El problema es que, cuando toda nuestra vida se automatiza, nos alejamos del mundo real y acabamos recluyéndonos en la cabeza. Pueden automatizar lo que pensamos, lo que sentimos y lo que percibimos. También pueden automatizar el modo en que nos comportamos y relacionamos con los demás y con el mundo en general. Toda nuestra vida puede convertirse entonces en una larga secuencia de hábitos que se encadenan con muy poca intervención consciente. Hasta el sufrimiento puede acabar convirtiéndose en un hábito. La modalidad ser vuelve a conectarnos con los sentidos y nos restituye la conciencia plena.

Entonces dejamos de pensar simplemente en el mundo y volvemos a sentirlo directamente. Y esta conciencia tiende a disolver los hábitos y nos ayuda a disfrutar de nuevo de una vida consciente y plena.

2. **Analizar frente a sentir:** la modalidad hacer analiza el mundo. Piensa, planifica, recuerda, compara y juzga. Todas estas son actividades vitales, pero, llevadas al extremo, pueden fracasar. En tal caso, uno empieza a recluirse en el pensamiento y a perder el contacto con el mundo. Ese «pensamiento excesivo» puede estar muy equivocado y acabar intensificando el sufrimiento físico y mental. Esta es una de las causas fundamentales de la ansiedad, el estrés, la depresión y el agotamiento. Estas formas de ansiedad mental pueden añadirse al dolor y el sufrimiento y acabar generando un círculo vicioso interminable. El mindfulness (es decir, la modalidad «ser») es una forma completamente diferente de conocer el mundo que restablece el contacto con nuestros sentidos y nos proporciona un conocimiento intuitivo del mundo. De ese modo, dejamos de estar atrapados en el pasado o preocupados por el futuro y empezamos a «vivir el momento». Sosiega nuestra mente agotada y «excesivamente pensante» y nos ayuda a rejuvenecer.

3. **Evitación frente a aproximación:** la modalidad «hacer» opera acercándonos a nuestros objetivos, pero eludiendo asimismo nuestros «antiobjetivos», es decir, las cosas que queremos evitar. Se trata de una herramienta de solución de problemas muy eficaz. Es útil saber, si estamos desplazándonos por una ciudad, por ejemplo, qué zonas debemos evitar. Pero, en lo que respecta al dolor crónico, el sufrimiento y el estrés, sin embargo, esa es

una actitud que no hace sino empeorar las cosas. Tratar de evitar el sufrimiento agrega capas extras de miedo, preocupación e inseguridad que pueden complicar las cosas. Puedes empezar a fijarte en ellas de un modo que comiencen a consumir tu energía. Este es el núcleo del sufrimiento secundario.

La modalidad ser disuelve los miedos y las preocupaciones y te proporciona el valor y espacio necesarios para aproximarte a ellos. Te invita a dirigir una curiosidad compasiva a los estados mentales y corporales más difíciles. Pero eso no quiere decir «no te preocupes» o «no sientas dolor», sino que te invita a dirigir una conciencia amable y bondadosa hacia esas dificultades. A menudo, nuestros peores miedos nunca se cumplen y simplemente se evaporan cuando los abrazamos con una mente serena y compasiva.

4. **Luchar frente a aceptar:** la modalidad hacer compara el mundo real a un mundo que solo existe en nuestras esperanzas, sueños, miedos y pesadillas. Luego se centra en la distancia existente entre ambas versiones y trata de ver el modo de salvarla. La modalidad ser, por su parte, acepta el mundo tal cual es, pero no resignándote, sino aceptando (o afirmando) la situación tal como ahora es. Se trata de una actitud que conduce a un estado corporal y mental más sano y tranquilo.

5. **Ver los pensamientos como algo «sólido» y «real», en lugar de considerarlos como «acontecimientos mentales»:** la modalidad hacer opera a base de pensamientos e ideas. Un pensamiento conduce al siguiente y este al siguiente. Esboza ideas sobre el mundo y las comprueba con el ojo de la mente. Se trata, repitámoslo una vez más, de una forma muy poderosa de solución de

problemas. Pero la mente puede tomar equivocadamente estas ideas como si de la realidad misma se tratara. El mindfulness, por su parte, nos enseña que los pensamientos no son más que pensamientos. Son acontecimientos mentales pasajeros. Pueden reflejar exactamente el mundo y el sufrimiento..., o quizás no. El pensamiento es muy importante y los pensamientos son muy valiosos, pero no siempre. Los pensamientos no son «tú» ni la «realidad». Y, por más que afirmen serlo, no son necesariamente ciertos. También cabría decir que, en lugar de mirar desde nuestros pensamientos, tenemos que aprender a mirar hacia ellos.

Recuperar el equilibrio

Las modalidades hacer y ser son igualmente importantes, pero cumplen con funciones muy diferentes. Pero, como Occidente se ha concentrado en la modalidad hacer, la ha desarrollado en exceso. Es como el atleta que, como ha concentrado todos sus esfuerzos en fortalecer una pierna a expensas de la otra, no tarda en acabar caminando en círculo. El mindfulness nos ayuda a restablecer el equilibrio.

Convertirte en un ser humano

La primera semana del programa de mindfulness que hemos presentado en el capítulo 4 jalona el comienzo del proceso de reintegración de tu cuerpo con tu mente. Has aprendido que la respiración y las sensaciones corporales cambian constantemente. El dolor, como cualquier otra sensación, no es algo continuo y estático, sino que siempre están cambiando, de manera que solo necesitas experimentar un instante cada vez. Esta comprensión puede proporcionarte un primer atisbo de la diferencia existente entre el sufrimiento primario y el sufrimiento secundario. Y, en la medida en que profundices en esa distinción, descubrirás que tu sufrimiento empieza a aliviarse... y que lo mismo ocurre con la ansiedad, el estrés y la depresión.

El siguiente paso consiste en expandir y profundizar estas ideas. Un aspecto clave del mindfulness es lograr una perspectiva de tu experiencia instante tras instante. Los pensamientos y las emociones, como las sensaciones físicas, también cambian de continuo. Esta «charla» incesante del pensamiento es una expresión de la modalidad «hacer» en acción. Cobrar conciencia de esta charla como si fueses un observador «externo» que, en lugar de sentirse parte del «historia», la contempla desde cierta perspectiva, ilustra claramente el funcionamiento de la modalidad ser. La charla mental tiende a generar sufrimiento, mientras que el simple hecho de observar su vaivén y de estar menos identificados con su contenido concreto, disuelve gradualmente al dolor y el estrés. Observar el despliegue de este proceso ante el ojo de nuestra mente es una experiencia muy liberadora que conduce a la comprensión de que el dolor no es más que un aspecto de la experiencia cotidiana. ¿Desagradable? Sí. ¿Es esa toda tu vida? ¡Por supuesto que no!

DE HACEDOR HUMANO A SER HUMANO

Sheila nos contó del siguiente modo la transición que la condujo de «hacedor humano» a «ser humano»:

«En el lapso de dos años tuve un tumor cerebral, un tumor en la médula, osteoporosis y una enfermedad pulmonar degenerativa que me obligaron a abandonar mi trabajo a jornada completa y pasar de tener muchas aficiones a quedarme recluida en casa tomando grandes dosis de morfina para poder soportar el dolor. Pero lo más duro de todo fue la extraordinaria fatiga que me provocaba el tumor cerebral.

»Yo siempre había sido una persona muy "motivada", que iba corriendo de una actividad a la siguiente. Mi lista de tareas cotidiana era interminable y, ahora entiendo, completamente excesiva para alguien que, como yo, estaba enferma. Solo podía hacer unas cuantas cosas de mi lista y me frustraba por no poder llevar a cabo todas las demás. Esperaba que el curso de mindfulness para la salud me enseñase a controlar el dolor, pero lo cierto es que cambió toda mi visión de la vida. Ahora sé que necesito desarrollar otras formas de vida y que lo importante no es el número de tareas que realizo, sino desarrollar las cualidades que hacen que la vida merezca la pena.

»Esta semana, mi tutor me ha pedido que deje un mayor espacio entre las actividades. Estoy aprendiendo que puedo sentirme amada y apoyada por lo que *soy*, no por lo que hago. ¡Por primera vez en la vida, me siento un "ser" humano y no un "hacedor" humano!»

PRÁCTICAS PARA LA SEMANA 2

✧ Diez minutos de meditación del escáner corporal (véase página 87, audio 1) seis de los siete días de la semana siguiente.

✧ Diez minutos de la meditación del ancla de la respiración (véase página 117; audio 2) seis de los siete días de la semana siguiente. Deberían realizarse en un momento distinto al de la meditación del escáner corporal. Aunque puedes, si lo decides, llevar a cabo un escáner corporal para ayudarte a asentarte en la mente y en el cuerpo inmediatamente antes de la meditación del ancla de la respiración.

✧ Liberador de hábitos: observar el cielo durante un rato (véase página 125).

El ancla de la respiración

La meditación del ancla de la respiración que introducimos esta semana pone de relieve la modalidad hacer de la mente en acción. También nos permite observar el funcionamiento de la mente y ver cómo, al enredarse en sí misma, genera un sufrimiento innecesario. La meditación nos enseña a observar nuestros pensamientos –es decir, a dejar de ver el mundo «desde» nuestros pensamientos y empezar a mirar «hacia» ellos– y dejar así de ver el mundo a través de lentes teñidas por el dolor, el estrés y la preocupación y pasar a experimentarlo directamente. Esta es la modalidad ser, una modalidad que nos libera del piloto automático que tanto ha automatizado nuestro sufrimiento. Son muchas las personas que afirman que esta es una de las habilidades más importantes que el programa les ha enseñado.

¿Cómo puede resultar tan beneficioso un hecho tan sencillo como concentrarse en la respiración?

✧ En primer lugar, nos enseña la posibilidad de relacionarnos con el dolor, la enfermedad y el estrés del mismo modo en que nos relacionamos con la respiración. Ten en cuenta que solo puedes respirar en el momento presente. Es imposible respirar en el pasado y también lo es respirar en el futuro. Cualquier respiración pasada y cualquier respiración futura no son experiencias, sino meras ideas. Solo podemos respirar en el presente. Y lo mismo sucede con el dolor, que únicamente puede ser experimentado instante tras instante. No sucede lo mismo con el sufrimiento, que puede verse amplificado con recuerdos dolorosos o proyectado en el futuro, empeorando las cosas más todavía y alimentando, en cualquier momento, nuestro sufrimiento. Pero concentrarnos en la respiración nos lleva de nuevo al momento presente y nos enseña una forma sutilmente diferente de relacionarnos con las experiencias normales y corrientes. Y también nos enseña, en última instancia, a distinguir entre el sufrimiento primario y el sufrimiento secundario.

✧ La respiración, en segundo lugar, proporciona un ancla dinámica a nuestra conciencia. Nos permite darnos cuenta de que nuestra mente se ha alejado y los suaves movimientos que provoca en nuestro cuerpo nos proporcionan un ancla para volver a él. Esta es una forma de cultivo gradual de la conciencia atenta que posibilita una integración entre cuerpo, mente y corazón que establece los cimientos del resto del programa.

✧ La respiración, en tercer lugar, nos recuerda que no siempre debemos tener el control de las cosas. La respiración funciona sola, sin importar quiénes seamos y lo que queremos lograr. Simplemente nos relajamos y asumimos la vida tal y como se presenta. El hecho de no necesitar controlar –y de no tener miedo, por tanto, a perder el control– es una experiencia muy liberadora. Y, ante esta comprensión, el estrés simplemente se desvanece. Y, como la respiración va siempre con nosotros, nos enseña poco a poco a llevar donde vayamos esa sensación de tranquilidad y sosiego.

✧ También puedes, en cuarto lugar, cobrar conciencia de la pertinaz tendencia a «arreglar las cosas». Y, cuando descansamos en la conciencia en la respiración y no nos apresuramos a arreglar las cosas, nos damos cuenta de que hay muchas cosas que no necesitan ser arregladas de inmediato e incluso las hay que pueden arreglarse solas. Esta es una habilidad importante y que merece la pena aprender.

✧ En quinto lugar, es posible considerar la respiración, como ya hemos visto en el capítulo 4, como un radar emocional sensible (véase página 82). Cuando estás estresado, ansioso o dolorido, es posible que la respiración se retenga o que cambie de rápida y profunda a superficial y laboriosa. Todas nuestras emociones se reflejan, sin que necesariamente seamos conscientes de ello, en la respiración. La concentración en la respiración y la atención a nuestro paisaje emocional pueden enseñarnos a emplear estas sensaciones como un sistema de alarma temprano que nos ayuda a detectar los primeros signos del sufrimiento secundario. Dirigir regularmente la conciencia a la respiración en distintos momentos del día puede proporcionarnos los suficientes indicios para prevenir la ansiedad, el estrés, la depresión y el agotamiento.

Cuestiones prácticas

Esta semana tienes que practicar dos meditaciones. La primera de ellas es la meditación del escáner corporal (audio 1) que ya llevaste a cabo la última semana. La segunda es la meditación del ancla de la respiración (audio2). Cada una de ellas requiere diez minutos y debe ser realizada una vez al día, por lo menos, en momentos diferentes; por ejemplo, el ancla de la respiración por la mañana y el escáner corporal por la tarde. Lo cierto es que puedes hacerlas cuando quieras, pero es preferible que lo hagas siempre a la misma hora.

También merece la pena recordar algunas cuestiones prácticas con respecto a la meditación (véanse páginas 64-75). Las prácticas deberían realizarse en un entorno silencioso, cálido y en el que, en la medida de lo posible, no te molesten. Quizás, en este sentido, quieras comentar a quienes viven contigo que estarás un rato meditando.

También puedes desconectar el teléfono o derivar a tu buzón de voz las llamadas entrantes.

Es mejor, como señalábamos durante la meditación de la semana pasada, leer la guía de la meditación antes de llevarla a cabo. Y, cuando la practiques, conviene hacerlo mientras escuchas la pista de audio. Quizás también quieras, durante esta semana, prolongar tu experiencia de la meditación sentándote o acostándote un rato después de que haya terminado la pista de audio. Esto es algo que, de manera natural, hacen muchas personas. Pero, si no puedes hacerlo, no te critiques ni te sientas culpable por ello. Esta no es más que una alternativa. Otra posibilidad consiste en hacer un escáner corporal inmediatamente antes de la meditación del ancla de la respiración para asentar así tu mente y tu cuerpo, lo que profundizará tu experiencia. Asegúrate, en el caso de que tengas un reproductor MP3, de crear una lista de reproducción para facilitar las cosas. Y asegúrate también, en caso contrario, de que la combinación de meditaciones no es más que una de tus sesiones cotidianas. Todavía debes practicar otra sesión en un momento diferente del día. Y también puedes acceder, si lo deseas, a diferentes versiones del escáner corporal y de la meditación del ancla de la respiración (que encontrarás en la página www.respiravida-breathworks.net).

LA MEDITACIÓN DEL ANCLA DE LA RESPIRACIÓN

Adopta la postura que más cómoda te resulte. Es mejor realizar esta 2ª práctica mientras estás sentado, aunque también puedes llevarla a cabo de pie, acostado, sentado o hasta paseando. Como la guía parte del supuesto de que estás sentado, adapta sencillamente las instrucciones que escuches a la postura que hayas elegido.

Siéntate en una silla con la espalda erguida, aunque relajada y manteniendo sus curvaturas naturales en una postura digna, despierta, alerta y relajada.

Deja que tu cuerpo se asiente y descansa en la gravedad, permitiendo que el suelo te sostenga y cierra luego suavemente los ojos, si ello te resulta cómodo. Esto contribuirá a reducir las distracciones externas y permitirá que tu conciencia se aquiete y asiente.

Meditación

Deja gradualmente que tu conciencia se dirija hacia las sensaciones corporales de la respiración. ¿Dónde sientes más claramente la respiración? Observa con curiosidad tu experiencia actual, dejando de pensar en lo que debería estar ocurriendo y permaneciendo en la experiencia sin enjuiciarla.

Date cuenta ahora de cualquier pensamiento y emoción. Recuerda que la meditación no tiene que ver con vaciar la mente ni con dejarla en blanco. Ten en cuenta que pensar es algo completamente normal. La meditación es un entrenamiento que te permite cultivar la conciencia de lo que realmente está ocurriendo a nivel físico, mental y emocional, para que puedas modificar gradualmente tu perspectiva y sentir que puedes cambiar también el modo en que te relacionas con la vida. ¿Puedes mirar «hacia» tus pensamientos, en lugar de hacerlo «desde» ellos? ¿Puedes ser consciente de lo que estás pensando y sintiendo sin bloquear tu experiencia ni perderte o verte desbordado por ella?

Y no olvides que los pensamientos no son hechos, ni siquiera aquellos que afirman serlo. ¿Te das cuenta de que, en la medida en que asumes cierta distancia de tus pensamientos y emociones, incluidos los pensamientos y sentimientos repetitivos que te debilitan, dejas de quedarte atrapado en ellos? Advierte cómo cambian de continuo de un momento al siguiente, del mismo modo en que lo hace tu respiración. Quizás entonces adviertas que no son tan fijos y sólidos como creías.

Emplea una y otra vez la conciencia del movimiento y la conciencia de las sensaciones corporales que acompañan a la respiración como ancla para tu mente y sigue a tu respiración durante todo el camino de entrada y durante todo el camino de salida. Y, cada vez que tu conciencia se disperse, toma buena nota de ello y vuelve, amable y bondadosamente, una y otra y otra vez, instante tras instante tras instante, al ancla de la respiración. Y, si te despistas mil veces, vuelve a comenzar otras mil veces. Así es, precisamente, como funciona el entrenamiento. No olvides que cada ocasión en la que te descubras divagando es un momento mágico de conciencia, un momento en el que despiertas de una distracción, un momento en el que tienes la posibilidad de elegir. El momento, pues, en que descubras que te has despistado no es un indicio de que has fracasado, sino la confirmación de que estás practicando adecuadamente, como también lo es cada vez que permaneces atento a la respiración.

¿Qué está ocurriendo ahora? ¿Qué estás pensando? Advierte esto y dirige luego de nuevo una y otra y otra vez tu conciencia al cuerpo y a la sensación de la respiración.

Conclusión

Prepárate ahora a poner fin lentamente a esta práctica. Abre los ojos y cobra conciencia de los sonidos que te rodean, tanto dentro como fuera de la habitación. Siente todo tu cuerpo y empieza a moverlo lenta y gradualmente, asegurándote de que realizas con suavidad la transición que te conduce de la meditación a lo que vayas a hacer a continuación.

Vivita y coleando

Después de unos pocos días de ejercitar el ancla de respiración, Karen sintió que su cuerpo recuperaba la vida. «Ya sé que parecerá estúpido –dijo–, pero entonces pensé: "¡Estoy viva!"". Por primera vez en muchos años me siento conectada con mi cuerpo. Hay algo, en el hecho de cobrar conciencia de la respiración y en experimentarla directamente como sensación y movimiento corporal, que es relajante y, al mismo tiempo, abre los ojos. Nunca antes había experimentado nada parecido.»

Karen comprendió que, independientemente de lo preocupada o estresada que estuviera, los estados mentales cambian de continuo como lo hace la respiración. La ansiedad, el estrés, la depresión, el agotamiento y el sufrimiento aparecen y acaban desapareciendo. Parecen hechos sólidos, inamovibles e indiscutibles, pero no todos los pensamientos, ni siquiera los que afirman serlo, son exactos. El dolor va y viene.

Esto era algo que Karen sabía a nivel intelectual. Había leído varios libros de meditación y estaba familiarizada con esos conceptos. Pero, por más que conceptualmente supiera que los pensamientos no son hechos y que «uno no es sus pensamientos», lo cierto es que nunca había experimentado visceralmente esa sensación de distancia y perspectiva. Solo cuando perseveró en el programa y emprendió la meditación del ancla en la respiración, entendió realmente el mensaje. Entonces supo que la respiración no puede experimentarse en el pasado ni en el futuro. La única respiración que podemos experimentar es esta, la respiración que tiene lugar aquí y ahora en tu cuerpo.

«Ese fue para mí todo un descubrimiento –dice–. Comprendí que estaba proyectando mi estrés actual en un futuro lejano, de modo que daba por sentado que siempre sufriría. Estaba muy preocupada por lo mucho que había sufrido en el pasado. La meditación me ayudó a ver que podía tratar mi sufrimiento del mismo modo que la respiración. No tenía que "pre-sentir" mi dolor futuro ni quedarme atrapada en mis anteriores ataques de sufrimiento. Lo único que tenía que hacer era sumergirme en este momento y atravesarlo. Cuando entiendes esto, la mayor parte de tu sufrimiento sencillamente se desvanece.

»También me di cuenta de que la mayoría de mi dolor mental, de mi estrés y de mi depresión eran el resultado de la desconexión entre mi mente y mi cuerpo. Y, al no poder relacionarme con lo que estaba ocurriendo *ahora* en el mundo real, me sentía desconectada de la vida.»

Esta desconexión asumía la forma de una voz muy dura que no dejaba de criticarla y regañarla por ser débil y rendirse al dolor. Esa era la modalidad hacer de su mente en acción. La meditación, sin embargo, le permitió acceder a la modalidad ser, una alternativa a mitad de camino entre evitar activamente el dolor y tratar de eliminarlo. Así pudo explorar amablemente su dolor desde un lugar seguro, y aprendió a dirigir la respiración hacia las zonas tensas con la intención de relajarlas. Al comienzo, Karen hizo el esfuerzo consciente de respirar hacia las áreas de dolor y no tener miedo. La primera vez que lo intentó, se descubrió llorando amablemente y liberando la tensión emocional. Pero, cuando empezó a experimentar su dolor de forma directa, sin pasarlo por el tamiz de pensamientos y emociones estresantes, se dio cuenta de que no era tan global como creía. En lugar de sentir que le dolía todo el lado izquierdo de su cuerpo y de su cuello, se dio cuenta de que había varios «puntos calientes» en los que el dolor era más intenso y que, aun así, esos puntos no siempre le dolían. Esa fue una auténtica revelación, porque siempre había creído que el dolor era un componente «sólido» y fundamental de su persona. Igual de sorprendente resultó el descubrimiento de que a veces el dolor era «intenso», otras veces era «bajo», a veces «irregular», otras «hormigueante» y aun otras como si la pincharan con alfileres.

Cuando Karen empezó a explorar su dolor, descubrió algo inesperado. Se dio cuenta de que podía respirar amable y bondadosamente con el dolor. Se aproximó a su dolor del mismo modo en que una madre se acerca a un hijo que llora. Esa fue la primera vez en que experimentó de verdad la compasión. Por vez primera en su vida pudo preguntarse amablemente: «¿Cómo has hecho para meterte en esta historia?», un tono muy distinto al habitual tono crítico con el que solía dirigirse a sí misma: «¡Eres muy estúpida por preocuparte de esas cosas y meterte en esas historias».

En lugar de enfrentarse a su voz interna crítica, se dedicó entonces a abrazarla. A fin de cuentas, esa voz crítica también formaba parte de sí y estaba tratando de ayudarla y protegerla del único modo que sabía. Poco a poco y, en la medida en que la observaba, esta parte simplemente se asentó, dejó de rechinar los dientes y escondió las garras. Era como si supiera que ya no necesitaba defenderse de nadie.

Al cabo de un tiempo, Karen se dio cuenta de que la meditación estaba funcionando a un nivel más directamente físico. No solo estaba disolviendo el tormento del sufrimiento secundario, sino que también le proporcionaba un beneficio fisiológico directo que aliviaba también el sufrimiento primario. Cuando se concentró en el movimiento de la respiración, empezó a fluir de forma más amable y a masajear también los puntos de dolor de su cuerpo. En lugar de pensar «duele, duele», empezó a pensar «no es todo el lado izquierdo de mi cuerpo el que me duele, sino tan solo algunos puntos. La respiración tiene un poder extraordinario. El cuerpo es sorprendente y son muchas las cosas que pasan continuamente». También se asombró al descubrir que, de un modo u otro, casi todo su cuerpo estaba conectado con la respiración. El cuerpo no deja de moverse y la respiración es su fuerza impulsora.

La respiración pone de relieve la modalidad hacer

Mientras que, cuando Karen estaba estresada y dolorida, se retiraba del mundo, Jamie hacía lo contrario, sin darse cuenta de ello hasta que llegó a mitad de la semana 2. Y es que, cuando su dolor y estrés empezaban a crecer, Jamie empezaba a atacar a quienes les rodeaban. De algún modo, asumía que el mundo estaba conspirando contra él y aumentando su estrés y su sufrimiento. Su enfado era muy comprensible. El dolor *es* injusto y *parece* intolerable, de modo que el enfado es una reacción muy natural. Pero también es contraproducente, porque no tarda en dirigirse contra uno mismo y acaba consumiéndole.

Cuando el dolor de rodillas alcanzaba cotas inclementes, Jamie se quejaba del tiempo, de «esos inútiles calmantes», de no ir a fisioterapia o simplemente de su mala suerte. Su familia sabía perfectamente que la ira solo empeoraba su dolor, pero, para él, fue toda una revelación.

Su estilo mental empezaba siempre del mismo modo, comparándose con los demás. Jamie contemplaba a sus compañeros de trabajo e incluso a sus amigos con un ojo muy crítico. Imaginaba que sus vidas eran perfectas y cada vez estaba más enfadado de que tuvieran casas y coches «mejores» que los suyos. Pero, por encima de todo, odiaba que, mientras él se hallaba continuamente sumido en una niebla del dolor y sufrimiento, sus vidas estuviesen libres de dolor, un caos que no hacía sino agravar el dolor de sus machacadas «rodillas de jugador de rugby».

Finalmente, se dio cuenta de que esas eran expresiones de la modalidad hacer de su mente. Y el día en que se dio cuenta de eso –en el mismo momento del programa en que ahora nos hallamos–, se detuvo, respiró profundamente y su estrés se redujo casi de inmediato. Y entonces recordó que, cuando la conciencia está focalizada instante tras instante en la sensación, la modalidad hacer no tiene cabida y se dio cuenta de que, mientras estamos perdidos en nuestros pensamientos, es imposible ser conscientes del cuerpo. Ahora, apenas advierte que su mente empieza a rumiar, lleva de nuevo su conciencia a la respiración. Cuando inspira, se dice «esta respiración» y, cuando espira, se dice «este momento». Ese es un excelente recordatorio para despojarnos de las pautas negativas de pensamiento a través de las cuales solemos ver el mundo y empezar a verlo tal cual es.

EXPERIMENTAR LA NATURALEZA FLUIDA DE LA VIDA

Elige un día de esta semana y dedica cada hora unos instantes a estar en silencio. Mira si puedes ser consciente de la naturaleza fluida y cambiante de las sensaciones, los pensamientos y las emociones. Siente el contacto de las plantas de los pies con el suelo. Entrega tu peso a la gravedad y deja que sea el suelo el que te sostenga. Y, cuando tu mente se distraiga –como seguramente hará–, date de nuevo cuenta de la naturaleza fluida y cambiante de tus pensamientos, sensaciones y emociones, es decir, mira cómo cambian a lo largo de tu vida cotidiana.

Además de detenerse y respirar profundamente, Jamie también aprendió a nombrar de manera consciente los distintos estados mentales que estaba experimentando. «Descubrí la utilidad de decirme mentalmente, cada vez que, durante la meditación, mi mente se dispersa, "pensamiento, pensamiento" o "pensamiento de miedo, pensamiento de miedo, pensamiento de miedo". Luego di un paso más y llevé esto a mi vida cotidiana.»

El hecho de observar y nombrar objetivamente los pensamientos y los sentimientos tal y como afloran ayudó a Jamie a ver que los pensamientos, los sentimientos y las sensaciones dolorosas no eran «él», sino tan solo un aspecto provisional de su carácter. Observando sus pensamientos, descubrió la posibilidad de separarse de ellos y se dio cuenta de que él no era el que estaba siendo nombrado, sino el que estaba observando y nombrando. A partir de ese momento, dejó de decir «estoy estresado» cuando sentía algunos de los síntomas del estrés y aprendió que su vida no estaba definida por el dolor y el sufrimiento, sino que, a veces –aunque fuese con relativa frecuencia–, experimentaba dolor y sufrimiento. Y esta es una distinción cuyas consecuencias prácticas, por más insignificantes que parezcan, son extraordinarias. Así fue como Jamie abrió un espacio entre él y la causa de su sufrimiento, que, con el paso del tiempo, fue ampliándose gradualmente hasta dejar de perturbarle.

Liberador de hábitos: observar un rato el cielo

El dolor y el sufrimiento se parecen al clima, mientras que tu conciencia se asemeja al cielo. Hay veces en que el clima es lluvioso e invernal, mientras que otras, por el contrario, es sereno, despejado y soleado. Independientemente, sin embargo, del clima, el cielo siempre está ahí.

Una de las mejores formas de dar sentido a esta idea, tan sencilla como profunda, consiste simplemente en dedicarnos a observar un rato el cielo. Cada día de esta semana, sal de casa y observa el cielo durante quince minutos (o más tiempo, si lo deseas). Y si, por alguna razón, no puedes salir, mira por la ventana, pero, si tampoco puedes ver el cielo, imagina, con el ojo de tu mente, el desplazamiento de las nubes por el cielo.

Poco importa que el día esté claro y soleado o plomizo y nublado. Aunque, al comienzo, no te resulte evidente, las pautas del clima cambian de continuo. Si está nublado, observa las nubes desplazándose por el cielo. ¿Lo hacen rápida o lentamente? ¿Crecen o, por el contrario, se evaporan poco a poco? ¿Tienen bordes redondeados o forman largos racimos? ¿Se yerguen en el cielo como elevadas montañas o se deshilachan hacia ambos lados? ¿Cambian sus colores de zona en zona y de un momento a otro? Observa simplemente todo esto sin enjuiciar.

¿Se comportan de manera parecida al modo en que lo hacen en tu mente las pautas del pensamiento? Detente unos instantes y observa cómo funciona tu mente. ¿Poseen tus pensamientos, sentimientos y emociones gran poder e impulso mientras que, en otras ocasiones, simplemente brotan en el fondo? Cambian de feliz y contento a ansioso y deprimido? ¿Se comporta tu dolor de manera parecida? ¿Resultan, a veces, insoportables mientras que, en otras, apenas los adviertes?

Dirige de nuevo tu conciencia al cielo, si parece impenetrablemente gris, observa cómo cambian sus colores de un instante al siguiente. No hay dos cielos nublados iguales. Siempre hay matices. Mira cuántos puedes advertir.

Si el día es cálido y soleado, dirige tu mirada a una parte del cielo y observa si se forma alguna nube y sigue mirándola hasta que se desvanezca. Observa una nube desde el momento de su nacimiento hasta el momento de su muerte. Son muchas las cosas que, si les prestas la debida atención, aprenderás de las nubes. Parecen suaves y leves, pero algunas son lo suficientemente fuertes como para romper las alas de un avión.

¿Puedes ver, si el cielo está despejado y sin nubes, algún pájaro flotando en las corrientes térmicas? ¿Está el cielo polvoriento y sucio? ¿Puedes ver la luna o algunas estrellas? Resulta sorprendente lo bien que, aun en el más soleado de los días, puede verse la luna.

Dirige ahora de nuevo la atención a ti mismo. ¿Está tu conciencia como el cielo que has estado observando? ¿Es tu dolor como las nubes, a veces presente y otras no? Descansa un rato y déjate impregnar por esta conciencia expandida. No te apresures a retomar tu vida cotidiana. Permanece ahí todo el tiempo que quieras.

6. Semana 3: Aprende a responder en lugar de reaccionar

Érase una vez, en un reino lejano, un leñador al que, un buen día, encargaron talar todos los árboles de un bosque para construir una nueva flota. Una vez ahí, se puso a trabajar frenéticamente talando con su hacha un árbol tras otro. Semana tras semana sopló y resopló mientras cortaba los árboles deteniéndose solo, de vez en cuando, para secarse el sudor y tomar algún bocado.

Un buen día, llegó una anciana sabia y se puso a observarlo en silencio.

–¿Qué quieres, vieja bruja? –preguntó el leñador.

–¿Por qué trabajas tan duro? –inquirió entonces ella–. ¿No sería más rápido y sencillo tu trabajo si afilases el hacha?

–¡No digas tonterías! –replicó el leñador–. ¿No ves los árboles que me quedan todavía por cortar? ¿Crees que tengo tiempo para perderlo afilando el hacha?

¿Cuántas veces te has comportado como este leñador? Enfrentarte a una enfermedad crónica es una tarea tan colosal que puede insumir toda una vida y dejarte, como al leñador de nuestra historia, atrapado y agotado, sin más opción que seguir intentándolo mientras sus herramientas van perdiendo el filo. Es cierto que puedes tratar de escapar del sufrimiento, enterrarlo bajo un montón de distracciones y embotarlo con drogas. Pero por más que, en el pasado, algunas de esas tácticas hayan funcionado, llega un momento en el que tu rendimiento empieza a caer. Resulta tentador continuar con la esperanza de que volverán a funcionar. Pero ¿vale la pena insistir o es más prudente asumir un enfoque diferente?

Si realmente queremos enfrentarnos al dolor, el sufrimiento y el estrés, necesitamos cambiar de táctica y aprender a afilar el hacha. Esto es lo que aprenderás durante la tercera semana gracias a una nueva forma de gestionar el dolor y una meditación dirigida a calmar gradualmente el sufrimiento.

Las dos primeras semanas del programa ponen de relieve la estrecha relación existente entre mente y cuerpo. Ya te habrás dado cuenta a estas alturas de que la mente tiende a generar tensión corporal que, a su vez, intensifica el dolor y el sufrimiento. Gran parte de este sufrimiento se diluye cuando le prestamos una atención consciente, pero, apenas nuestra mente se despista, regresa otra vez. Ahora podemos vislumbrar, quizás por vez primera en muchos años, la posibilidad de una vida libre de dolor. Y también podemos advertir la presencia de muchos otros beneficios. Las personas tienden más a reír que a enfadarse; la amargura y la tristeza se disuelven gradualmente y la vida cotidiana se enlentece, indicios claros, todos ellos, de una conciencia cada vez mayor.

¿Has advertido, durante la meditación, el efecto de la respiración en tu cuerpo? La respiración no solo moviliza el movimiento del pecho y del abdomen, sino que su incesante cambio llega a todos los rincones de nuestro cuerpo. En los capítulos anteriores hemos aprendido que la respiración fluida y libre masajea con suavidad la espalda, el pecho y el abdomen, estimulando directamente los sistemas inmunitario y nervioso y favoreciendo la sanación. También extiende y reajusta los músculos, los tendones, los ligamentos, los huesos y las articulaciones. Una respiración libre y fluida masajea asimismo suavemente el sistema linfático y nos limpia de toxinas. Son muchas las personas que afirman los grandes beneficios para la salud y el bienestar general que acompañan a una respiración atenta y libre y despojada de miedos y preocupaciones. La respiración, a niveles muy diferentes, es vida y disipa el dolor y la tensión.

Las prácticas que proponemos esta semana se inspiran en la respiración y su incesante movimiento. Durante la próxima semana, sugerimos continuar con la meditación del escáner corporal. Y, para complementar estos beneficios, introducimos la meditación del movimiento consciente. Es importante trabajar con el estrés y el dolor a un nivel más físico, evitando caer en el ciclo de explosión y contracción, es decir, forzar las cosas un día hasta agotarnos y ser incapaces, al día siguiente, de hacer nada. Por ello, durante esta semana, te pediremos que lleves un pequeño diario en el que anotes tus tareas y actividades cotidianas. Este es el primer paso del proceso que te enseña a establecer el ritmo de tus actividades cotidianas. Este «acompasamiento» (que bien podríamos considerar como descubrir nuestro «ritmo de mindfulness») desempeña a largo plazo un papel fundamental para minimizar el sufrimiento y alentar la salud y el bienestar general.

PRÁCTICAS PARA LA SEMANA 3

✧ Diez minutos de meditación del escáner corporal (véase página 87, audio n° 1) a realizar seis de los siete días de la próxima semana.

✧ Diez minutos de la meditación del movimiento consciente (véase página 137, audio n° 3) a realizar seis de los siete días de la semana próxima. Deberá realizarse en un momento distinto al de la meditación del escáner corporal. Pero, en el caso de que lo decidas, también puedes, para ayudar a asentar tu mente

y tu cuerpo, llevar a cabo, inmediatamente antes de la meditación del movimiento consciente, un escáner corporal o una
meditación del ancla de la respiración extra.

✧ Empezar a establecer un ritmo de trabajo diario (véase página 150).

✧ Liberador de hábitos: observar un recipiente de agua hasta que
hierva (véase página 155).

El movimiento consciente

Si has vivido un tiempo con dolor, enfermedad o estrés, la meditación del movimiento consciente puede resultarte muy útil. A lo largo
de los meses y los años, puedes perder movilidad –o temer incluso
moverte– por miedo a lesionarte. Pero esto, por más comprensible
que sea, suele generar problemas. El cuerpo humano está diseñado
para moverse, de modo que, si permaneces quieto mucho tiempo,
puedes acabar generando muchos problemas de salud. La falta de
ejercicio provoca letargia, náusea, dolores y «embotamiento». Aun
los sentimientos de estrés y depresión pueden ser el resultado de una
vida demasiado sedentaria.

Los «ejercicios» del programa de movimiento consciente son distintos a cualquier otro tipo de ejercicio que hayas intentado en el
pasado. En primer lugar, no son ejercicios en el sentido tradicional
del término, porque su objetivo no consiste en estirarse todo lo que
uno pueda ni en permanecer en una determinada posición el mayor
tiempo posible. Aunque, a largo plazo, puedan mejorar la forma y la
flexibilidad, su objetivo fundamental no es ese. Estos ejercicios su-

brayan la cualidad de la conciencia de quien los lleva a cabo. Lo que te pedimos es que permitas que tu conciencia descanse profundamente en tu cuerpo y prestes una atención amable a tus movimientos. En cierto modo, constituyen una prolongación de la respiración y pueden ser considerados como una forma de respiración en acción o de meditación en movimiento.

Realizar atentamente los movimientos

Quizás quieras, antes de empezar, visionar un breve vídeo de demostración de los ejercicios y del modo de asentarte en tu postura (que encontrarás en www.respiravida-breathworks.net) que cumplen solamente con una función de guía. Es mejor llevar a cabo las prácticas mismas mientras escuchas el audio 3 (página 137), lo que mejorará el aspecto meditativo de los movimientos.

Postura

Los movimientos conscientes pueden ser realizados sentado o de pie. Aunque al comienzo de cada ejercicio te sugeriremos la postura más adecuada, debes tener siempre muy en cuenta tus límites físicos y adoptar la postura que más cómoda te resulte. Y, si alguno de los ejercicios es demasiado difícil para ti, adáptalo a tus posibilidades. Procura sensibilizarte con los movimientos de tu cuerpo y considéralos como expresiones del ritmo de la respiración. Si tu forma y flexibilidad están limitadas, sé cuidadoso y no fuerces las cosas más de la cuenta. Aumenta progresivamente la amplitud de tus movimientos. Recuerda que lo fundamental es la calidad de la conciencia que aportas a los movimientos. Y si, por la razón que fuere, no puedes llevar a cabo alguno de los ejercicios, visualízate realizándolos con el ojo de tu mente. La investigación realizada al respecto ha demostrado que esto también puede mejorar tu forma física y tu salud.[1]

Seguridad

Los ejercicios propuestos para esta semana se han elaborado a lo largo de muchos años con la colaboración de miles de pacientes, de modo que son muy seguros. Sin embargo, quizás quieras hablar de ellos con tu médico, especialista o fisioterapeuta y practicarlos con cuidado, a menos que tú –o ellos– los consideren inadecuados para tu enfermedad, lesión o incapacidad. Procura no caer en la trampa de creer que «debes» poder moverte de un determinado modo o hasta cierta medida. Cualquier forzamiento puede lesionarte. Trata de habitar tu cuerpo con una atención amable y curiosa. Realizado así, aun el más pequeño movimiento puede resultar muy beneficioso y gratificante.

El borde duro y el borde blando

Trata de encontrar el punto de equilibrio entre quedarte corto y pasarte de la raya. Esto puede resultar un tanto delicado, de modo que procura ser consciente de tu propio carácter mientras llevas a cabo este ejercicio. Presta atención, si tiendes a forzar las cosas, a esa tentación mientras te mueves, y retrocede entonces quizás un poco. Y si, por el contrario, eres temeroso y el ejercicio te alarma, mira si puedes esforzarte un poco más.

Una buena forma de identificar este equilibrio consiste en tener en cuenta la existencia de un borde «blando» y de un borde «duro». Cuando doblas las rodillas, por ejemplo, el borde blando es el punto en el que empiezas a experimentar una sensación de compresión y estiramiento. Identificar el borde blando requiere sensibilidad, de modo que conviene avanzar lenta y atentamente. Prueba amablemente tus sensaciones y, cuando adviertas un estiramiento o una dificultad, emplea la respiración para avanzar solo *un poco* más.

Si fuerzas las cosas y vas demasiado lejos, llegarás al borde «duro», que es el límite a partir del cual se corre el peligro de provocar una lesión. Sabrás que has superado ese límite cuando sientas que estás forzando el movimiento. Quizás entonces puedes empezar incluso a temblar un poco.

Lo ideal es trabajar entre el borde blando y el borde duro, lo que significa movilizar el cuerpo sin generar por ello tensión. El estiramiento más creativo en el que trabajar es un estiramiento moderado que puedas sostener, no tan intenso que no puedas mantenerlo mucho tiempo. También conviene recordar que estos bordes pueden cambiar de un día a otro e ir modificándose en la medida en que aumentan tu fortaleza y flexibilidad.

Diferentes tipos de dolor que observar

A veces resulta difícil distinguir los dolores sanos y que indican avance de aquellos otros que son el resultado de un forzamiento excesivo. Un dolor sordo como el cansancio muscular o la sensación de estiramiento son naturales y desaparecen con el tiempo. Pero, si lo que adviertes son sensaciones agudas, «nerviosas» o «eléctricas», deberás reducir el rango de los movimientos o, si son demasiado intensas, deberás poner fin a la sesión de ese día. Es mejor, en este sentido, pecar por defecto que por exceso; siempre puedes dejar las cosas para mañana. Ten en cuenta que el movimiento consciente no es un destino, sino un viaje, de modo que no conviene apresurarse. Y recuerda que, si tienes alguna duda, siempre puedes consultar a un profesional de la salud.

Recuerda

✧ Trata, como mejor puedas, de adoptar una actitud curiosa y lúdi-
    ca. Mira si puedes cobrar una conciencia profunda de la respira-
    ción mientras te mueves a su ritmo, sin forzar el movimiento ni
    apresurarte.

✧ Suele ser útil, en el caso de que estés trabajando con una lesión,
    empezar con las partes menos lesionadas.

✧ No olvides que, aunque en una determinada sesión te parezca que
    estás avanzando muy poco, la práctica regular del movimiento
    consciente puede alentar un avance sorprendente.

✧ Deja siempre unos minutos al final de cada sesión para relajarte
    completamente en una posición cómoda. Y da a tu mente y a tu
    cuerpo también el tiempo necesario para asimilar los efectos del
    ejercicio.

Los movimientos que presentamos en este libro están tomados de
un programa de movimiento consciente más sustancial desarrollado
por Respira Vida Breathworks que incluyen una amplia secuencia
de posturas realizadas acostado, sentado o de pie (y que los lectores interesados en más información al respecto pueden encontrar en www.respiravida-breathworks.net).

LA MEDITACIÓN DEL MOVIMIENTO CONSCIENTE

Si estas sentado, hazlo en una silla de respaldo recto y una base firme como, por ejemplo, una silla de comedor. Procura que tu pelvis permanezca en una posición neutra, ni inclinada hacia delante ni hacia atrás, y que, respetando sus curvaturas naturales, tu columna permanezca erguida. Y asegúrate, en el caso de que estés de pie, de que tus rodillas estén relativamente relajadas y tus pies se hallen en la vertical de las caderas.

Relaja tu cuerpo en la gravedad, dejando que tu peso lo sostenga el suelo o la silla. Y permite luego que tu conciencia se asiente profundamente en tu cuerpo.

Rotación de las muñecas

Relaja los hombros y permite que se alejen de las orejas. Respira lo más naturalmente que puedas. Sostén leve y amablemente un antebrazo con una mano (como ilustra la figura) y rota suavemente la mano en torno a la muñeca formando un círculo, sin superar tu rango de movimientos. Procura no tensar el rostro, los hombros y el vientre, ni sujetar el brazo con más fuerza de la cuenta. Respira suave y regularmente. Después de haber realizado unas cuantas rotaciones, haz lo mismo en sentido contrario.

Relaja ahora los brazos colocándolos en la posición de partida durante unas cuantas respiraciones y, comparando ambos lados, advierte el efecto del movimiento. ¿Sientes diferencias entre el lado que acabas de mover y el otro? ¿Está quizás un poco más vivo, más «estirado» o más caliente? Toma buena nota de cualquier sensación corporal que experimentes. Y no te preocupes si no observas ninguna diferencia entre ambos lados. Sé simplemente consciente de eso.

Repite ahora lo mismo con la otra mano. Descansa el antebrazo en la mano opuesta y rota luego suavemente la mano en torno a la muñeca realizando varios círculos, procurando que el rostro, el vientre y los hombros estén relajados y que la mano que sostiene el antebrazo no apriete demasiado. Luego invierte el sentido de las rotaciones. Relaja finalmente los brazos, de modo que cuelguen a ambos lados de tu cuerpo y sacude un poco los brazos y las manos, soltando los hombros. Vuelve luego a la quietud, dejando que los brazos cuelguen relajados a ambos lados del cuerpo si estás de pie o descansen en el regazo, si estás sentado; trata de sentir los efectos del movimiento.

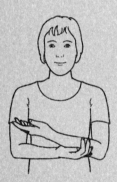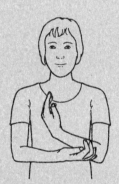

Lanzar una canica

Asegúrate, antes de empezar, de que todavía tienes la pelvis en una posición neutra –es decir, que no está inclinada hacia delante ni hacia atrás– y de que, respetando sus curvaturas naturales, tu columna permanece erguida. Cuando estés preparado, levanta la mano delante de tu cuerpo y apoya la uña del dedo índice en la articulación de la falange distal del pulgar (como muestra la figura) de modo que formen un círculo. Separa luego de golpe el índice (como si estuvieras lanzando una canica) y haz luego lo mismo con el resto de los dedos, repitiendo varias veces con cada uno de ellos. Procura, mientras realizas el ejercicio, que la respiración discurra suavemente. Conviene observar siempre si retenemos, entretanto, la respiración, porque, en este tipo de movimientos, solemos hacerlo. Y, si adviertes alguna tensión durante la realización del ejercicio, relájate y procura aflojar el rostro, el vientre y el cuerpo.

Relaja ahora la mano y mira si adviertes alguna diferencia entre las sensaciones procedentes de ambas manos. Observa atentamente y con curiosidad, sin emitir ningún juicio.

Repite ahora el mismo movimiento con la otra mano, levantándola, formando un círculo entre el pulgar y el índice y separando luego de golpe el índice (como si lanzaras una canica) del mismo modo que has hecho antes con la otra mano. Realiza el ejercicio varias veces con el pulgar y el índice y luego haz lo mismo con el resto de los dedos. Repite, por último, el ejercicio con ambas manos a la vez, manteniendo los hombros relajados, el rostro relajado, el vientre relajado y las nalgas relajadas. Deja finalmente que los brazos cuelguen a ambos lados del cuerpo, sacudiéndolos un poco antes de volver a descansar. Siente los efectos del movimiento mientras dejas que el peso de tu cuerpo descanse en el suelo y que la respiración penetre profundamente en el cuerpo.

Abrazo

Empieza con los brazos sueltos a ambos lados del cuerpo. Dedica unos instantes, antes de moverte, a establecer contacto con la respiración. Extiende luego, durante la inspiración, ambos brazos a los lados, de modo que las manos lleguen a la altura de los hombros con las palmas apuntando hacia delante. Espira y acerca luego amablemente ambos brazos al pecho hasta cruzarlos, como si estuvieras dándote un abrazo amable y bondadoso. Abre otra vez los brazos, durante la siguiente inspiración y luego abrázate de nuevo durante la siguiente espiración. Muévete a tu propio ritmo, haciendo el movimiento tan pequeño como consideres necesario y alternando el brazo que, en cada ocasión, queda delante. Y siente, cuando los brazos se abren, cómo se abre el pecho y se acercan los omóplatos, ubicados en la parte superior de la espalda. Siente luego, en el momento en que te abrazas, que es la parte superior de la espalda la que se abre y ensancha. Este es un buen ejercicio

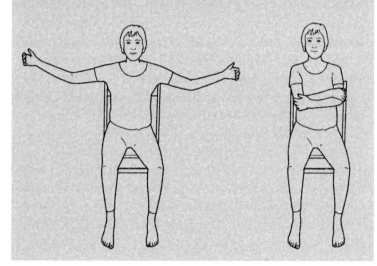

para masajear suavemente la columna. Asegúrate, mientras lo llevas a cabo, de que los hombros permanecen lo más relajados posible. Y deja que sea tu respiración natural la que establezca el ritmo del movimiento, sin acelerarla, enlentecerla ni retenerla. Después de unos cuantos abrazos, vuelve a descansar, deja que los brazos cuelguen sueltos a ambos lados del cuerpo y sacúdelos luego suavemente. Siente los efectos del movimiento. Relaja tu cuerpo y suelta el peso del cuerpo, independientemente de que estés sentado o de pie, dejando que descanse en la gravedad. Siente el efecto de la respiración en todo tu cuerpo.

Quitarte un jersey

Empieza, una vez más, con los brazos relajados a ambos lados del cuerpo y conecta unos momentos con la respiración. Luego inspira, extendiendo ambos brazos hasta colocarlos a la misma altura de los hombros, con las palmas de las manos hacia abajo y manteniendo los hombros relajados (véase página 140). Espira y cruza los brazos por delante de tu cuerpo del mismo modo que hacías durante el ejercicio del abrazo. Imagina, durante la siguiente inspiración, que estás quitándote un jersey con ambas manos y levanta los brazos por encima de tu cabeza (véase página 142). Relaja luego los brazos durante la siguiente espiración y deja que desciendan, con las palmas hacia abajo, hasta regresar a la posición de partida y quedar relajados a ambos lados del cuerpo. Repite este movimiento unas cuantas veces al ritmo naturalmente establecido por la respiración. Deja que toda tu columna se vea suavemente masajeada por las distintas fases de flexión y extensión del pecho que acompañan a este movimiento. Repite el ejercicio varios ciclos y descansa. Sacude con suavidad los dedos, las manos, los brazos, las muñecas, los codos y los hombros a ambos lados del cuerpo antes de dejar que recuperen la quietud. Siente los efectos del movimiento y permite luego que el suelo sostenga el peso de tu cuerpo.

Conclusión

Dedica un tiempo a descansar al finalizar tu sesión de movimiento consciente. Puedes hacerlo sentado tranquilamente o acostado, si

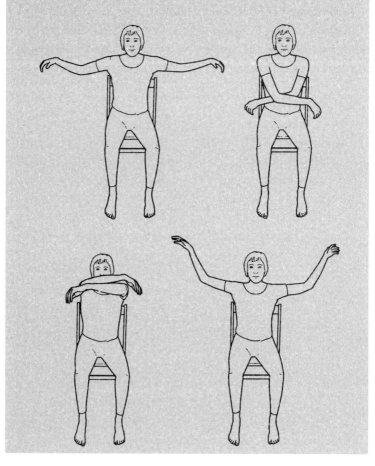

lo prefieres, en el suelo o en la cama. Deja que tu cuerpo se relaje en la quietud y se vea sostenido y apoyado por el suelo cuando sientas los efectos del movimiento. Trata de permanecer sensible y receptivo a las distintas sensaciones corporales: las sensaciones de la respiración y las provocadas por el movimiento del cuerpo. Asegúrate, si alguna te resulta incómoda o dolorosa, de aceptar amablemente estas sensaciones en tu conciencia sin tensarte ni tratar de alejarte de ellas. Permite que aparezcan y discurran amablemente instante tras instante. Deja que cualquier pensamiento, emoción o sensación venga y vaya sin quedarte atrapado en ellos. Y, cuando estés en condiciones, muévete lentamente y disponte a enfrentarte al resto del día.

Trabajar entre el borde «blando» y el borde «duro»

El movimiento consciente puede liberar, en ocasiones, sentimientos y emociones reprimidas. Quizás te descubras enfadado contigo por haber «fracasado» en la realización de un ejercicio con precisión de experto. O quizás lamentes haber perdido la condición física o la amplitud de movimientos de que antes gozabas. También puedes sentirte satisfecho y contento porque puedes moverte más de lo que esperabas. O quizás los ejercicios desencadenen una cascada de recuerdos felices olvidados. Nada de eso es extraño. Tu cuerpo puede guardar recuerdos tan intensos y variados como los que almacena tu mente. Y estos pueden acabar intensificando o atemperando tu dolor.

Hay quienes se sorprenden por los recuerdos desencadenados por el movimiento consciente. Este es un efecto de la modalidad hacer de la mente en acción del que, por primera vez en tu vida, cobras plena conciencia. Recuerda que la modalidad hacer se ocupa de la solución de problemas lógicos (echa un vistazo a la página 105 para revisar algunas de estas características), opera fragmentando los problemas en otros más pequeños y avanzando paso a paso, buscando una solución, probándola y viendo si te acerca un poco más a tu objetivo. Funciona extraordinariamente bien en lo suyo, razón por la cual se pone en marcha apenas la mente tropieza con un problema. Pero cuando llevas a cabo la meditación del movimiento consciente, la mente puede interpretar las sensaciones de estiramiento del cuerpo como un problema que hay que resolver. Considera las dificultades con las que tropieza como un reto que hay que superar, lo que activa sus circuitos de solución de problemas y se empeña en hacer las cosas sin tener en cuenta sus limitaciones físicas. Este abordaje quizás resultara adecuado si fueses una persona fuerte y sana, pero, cuando no estás en las mejores condiciones físicas, puede llevarte a superar el borde «duro». Pero no solo eso porque, cuando la modalidad hacer se empeña en algo, la mente puede estimular recuerdos de las ocasiones en que, en el pasado, te has visto sometido a una presión parecida. Por ello puede evocar recuerdos de los accidentes o enfermedades que han generado tus problemas actuales o puede hacer aflorar miedos, preocupaciones o recuerdos de tu trabajo o de tu vida privada.

«La primera vez que ocurrió –dice William– me sentí un poco desbordado. Recordé un accidente de bicicleta. Luego me dije en voz baja "pensamiento, pensamiento" y "preocupación, preocupación". Inspiré larga y profundamente y seguí adelante. Podía sentir que mi mente estaba más clara y concentrada. Y luego continué con el resto de los ejercicios.»

Respirando profundamente y concentrándose en la respiración, William hizo un esfuerzo consciente por cambiar de la modalidad hacer a la modalidad ser. Recordemos que esta modalidad no es mejor ni peor que aquella, sino tan solo diferente y nos permite relacionarnos de manera directa con el mundo, sin la intermediación distorsionante de los pensamientos, los sentimientos y los juicios.

La modalidad hacer de la mente suele ser un visitante frecuente de estos ejercicios, lo que, paradójicamente, es una buena noticia porque, cada vez que descubres que tu mente está divagando –es decir, cada vez que descubres que se desvía a la modalidad hacer–, tienes la oportunidad de llevar de nuevo la conciencia al cuerpo. Quizás, cuando descubres que tu mente está divagando por enésima vez, creas estar fracasando..., pero esa es, de hecho, una interpretación equivocada. Cada momento de comprensión es una enseñanza por la que deberías estar agradecido y, en la medida en que atesores esos momentos, no solo se disolverá gradualmente tu dolor físico, sino que también lo hará tu ansiedad mental.

Victoria tuvo auténticas dificultades en descubrir el camino intermedio entre los bordes blando y duro. A menudo superaba el borde duro y se adentraba en el territorio del dolor, algo que se hallaba profundamente arraigado en su carácter porque, como corredora de maratones de montaña, estaba acostumbrada a ir más allá de sus límites. Aún no había aprendido a ser amable consigo misma. Utilizando, sin embargo, la respiración como guía, pudo cambiar eso. Cuando espiraba, se «inclinaba» ligeramente hacia el movimiento. Y, cuando lo hacía, podía prestar mucha más atención a sus sensaciones corporales y sentir cuándo estaba yendo más allá del borde blando y adentrándose en la zona intermedia. Cuando Victoria inspiraba, podía alejarse un poco del borde. De ese modo, podía prestar atención al borde blando y sentir cuándo lo transgredía. Así fue como aprendió a ampliar poco a poco el rango de su movimiento sin dolor y recuperar el estado físico que había perdido hacía mucho tiempo.

Alison tuvo la reacción opuesta a los bordes blando y duro. Ella tenía miedo a cualquier dolor y, apenas sentía la sensación normal de estiramiento y tensión antes de llegar al borde blando, se detenía y daba marcha atrás. Después de varias sesiones, decidió enfrentarse a la situación y prestar atención a las sensaciones, y no tardó en darse cuenta de que no eran tan desagradables como suponía. De hecho, disfrutaba mucho de la sensación de extensión de sus músculos, lo que le proporcionó el valor suficiente para seguir adelante e ir más allá del borde blando.

Quizás el lector crea que la meditación del movimiento consciente es muy difícil, pero lo cierto es que no es así. Nosotros nos hemos centrado en estos aspectos para transmitir una idea de las posibles dificultades y proporcionar al lector una guía para enfrentarse a ellas. La mayoría de las personas disfrutan haciendo los ejercicios y obtienen de ellos un gran beneficio.

Mindfulness en la vida cotidiana: superando el ciclo de explosión y contracción

Victoria no solo tenía problemas en descubrir un camino intermedio entre los bordes blando y duro de sus movimientos conscientes, sino que, en su vida cotidiana, tropezaba también con problemas parecidos. Como admitió libremente, incurría con frecuencia en la mentalidad de explosión y contracción tan frecuente, por otra parte, entre las personas que padecen de una enfermedad crónica.

«Cuando mi dolor de artritis empezaba a disminuir, me empeñaba en recuperar el "tiempo perdido" forzando las cosas –dice Victoria–. Iba a dar un paseo y trataba de ponerme al día con las labores domésticas pendientes. Estaba feliz porque tenía mucha energía para gastar y me parecía vergonzoso no utilizarla. El problema es que cuando, al día siguiente, me despertaba, estaba agotada y me dolía todo. A veces me dolía tanto que tenía que duplicar la dosis de sedantes y me pasaba el día drogada, llegando, en algunas ocasiones, a no poder levantarme de la cama y tardar días (y hasta semanas) en recuperar la normalidad. Me sentía como si estuviera atrapada. Y esto era algo que se repetía una y otra vez. Cuando me sentía un poco mejor, retomaba mi vida normal, pero cada vez que lo hacía volvía a forzar las cosas y acababa peor y aún más dolorida. Era una situación que no parecía tener salida, lo que me hacía sentir estresada y, en ocasiones, deprimida. Solo quería estar físicamente un poco más activa, pero, independientemente de lo que hiciera, eso era algo que estaba fuera de mi alcance.»

El ciclo de explosión y contracción de Victoria era completamente comprensible. ¿Quién no querría, cuando el dolor desaparece y recupera la vitalidad, retomar su vida normal? ¿Quién, de la misma manera, no querría arrastrarse y ocultarse cuando, al caer en picado el nivel de energía, el dolor regresa? Cada nueva vuelta de tuerca del ciclo de explosión y contracción intensificaba el dolor y la despojaba de energía. Y, para complicar las cosas más todavía, cada ciclo del dolor erosionaba su estado físico, porque no estaba llevando a cabo el ejercicio necesario para permanecer sana y feliz. Pero las cosas pueden ir todavía a peor porque, de ese modo, uno puede empezar a tener miedo de las actividades cotidianas normales, a menos que se dañe a sí mismo una vez más. Y ello significa que, cuando la vitalidad regresa, se inicia un nuevo ciclo, aunque, en esta ocasión, desde un punto de partida inferior, como si estuviese socavando lentamente los cimientos mismos de su vida.

Con el paso del tiempo, cada vez puedes hacer menos, cada vez que «explotas» descubres que tu estado físico es un poco peor y, cada vez que te «contraes», te descubres un poco más hundido, lo que reduce espectacularmente tu estado general.

Cuando dejamos, pues, de prestar atención a los mensajes que nos envía nuestro cuerpo, podemos acabar fácilmente atrapados en

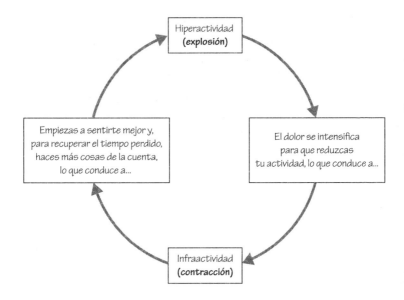

un ciclo de explosión y contracción, una trampa de la que solo podemos salir restableciendo el contacto con el cuerpo. El mindfulness es una forma de salir de esta trampa que te ayuda a sentir cuándo estás topando de nuevo con tus límites físicos y mentales. Te proporciona el espacio suficiente para detenerte, dar un paso atrás y no pasarte de la raya. Y también opera, del mismo modo, en el sentido contrario, reduciendo tus miedos y preocupaciones al realizar *cualquier* ejercicio, proporcionándote la motivación necesaria para retomar, con renovado vigor, tus actividades cotidianas. En suma, se asegura de que pierdas el miedo y dejes de estar a la defensiva y te devuelve tu vida. El mindfulness te ayuda a despojarte de sentimientos reactivos como el miedo, la ansiedad, el estrés y la desesperación y a liberarte de las capas de pensamientos distorsionados sobre tus experiencias... o, dicho en otras palabras, el mindfulness te enseña a calmarte. Se trata de un enfoque muy recomendado por los clínicos dedicados a la gestión del dolor de todo el mundo.

El programa que presentamos a continuación es una forma sencilla de tranquilizarte utilizando mindfulness. Implica tres pasos diferentes:

✧ Emprende, en primer lugar, un diario en el que tomes nota de todo lo que haces durante siete días, anotando la duración de cada actividad y el impacto que tiene sobre tu dolor, estrés o el síntoma que estés considerando.

✧ Analiza, en segundo lugar, el diario y determina el tiempo máximo que puedes dedicar a cada actividad sin intensificar el síntoma que estés considerando o empeorar el dolor. Esto te ayudará a establecer la línea de referencia [es decir, la altura a la que deberás, por así decirlo, colocar el listón y que, en la medida en que avances, deberás ir subiendo].

✧ Modifica gradualmente, en tercer lugar, estas líneas de referencia cuando sea necesario, para mejorar así tu estado y fortaleza física sin caer en un nuevo ciclo de explosión y contracción.

Durante las semanas siguientes te pediremos que lleves a cabo este programa de tres pasos. Aunque parezca más adecuado para quienes padecen de dolor y enfermedad crónica, este abordaje también sirve para el caso del estrés. Después de todo, el estrés es una forma de dolor mental motivado por las mismas fuerzas subyacentes que el sufrimiento físico y que puede verse agravado por la actividad física cotidiana. Realizar las labores domésticas demasiado aprisa o mecanografiar frenéticamente en el ordenador en el trabajo son tareas que pueden evocar sentimientos estresantes.

Esta semana deberás emprender un diario (o rellenar una hoja de registro) de las actividades que lleves a cabo cotidianamente. La semana siguiente te pediremos que analices el diario para establecer un programa que se acomode a tu caso. Durante las semanas siguientes te ayudaremos a optimizar la duración y el ritmo de tus actividades cotidianas, lo que no solo reducirá sustancialmente tu sufrimiento y estrés, sino que mejorará también tu estado global. No te preocupes si esto te parece un poco difícil, porque no lo es. La cuestión consiste en determinar una línea de referencia cómoda desde la que partir. *Nunca* te pediremos que hagas algo demasiado difícil.

Establece un programa adaptado a tu caso: lleva un diario

Lleva a cabo, durante los siguientes siete días, un diario o un registro detallado de tus actividades cotidianas. El objetivo consiste en tomar nota de las actividades que tienden a empeorar tu condición, de las que la mejoran y de aquellas otras que no provocan ningún impacto. En el apéndice (véase página 285) puedes encontrar una hoja de registro que puede servirte para ello. Siéntete libre para fotocopiarla las veces que necesites. También puedes encontrar plantillas similares para descargar en www.respiravida-breathworks.net. En las páginas 152-153 encontrarás unas cuantas páginas completadas que pueden servirte de ejemplo. Rellena las entradas del siguiente modo:

1. Toma nota del tiempo invertido en cada actividad y de los niveles de dolor o estrés que experimentes mientras la llevas a cabo. Utiliza una escala de 0 a 10 (en donde 0 equivale a «ningún dolor o estrés» y 10 es «el peor nivel imaginable»). Si tu dificultad no

tiene que ver con el dolor o el estrés, sino con la fatiga o la depresión, por ejemplo, evalúa entonces esto.

2. Anota, en la columna de la derecha, si el dolor o el estrés (o la dificultad que estés evaluando) se intensifica (+), se reduce (–) o no se ve afectado por la actividad (0). Toma también nota de los periodos de reposo (R).

3. También hay una columna para la tensión muscular que resulta útil para ver la conexión existente entre la tensión muscular y otros síntomas (como dolores, malestar, ansiedad, estrés, depresión o agotamiento).

Recuerda la necesidad de rellenar este diario durante siete días. Su objetivo consiste en alentarte a pensar en tu vida, utilizando el encabezado de las columnas que más útil te resulte.

Trata de aproximarte a este programa del mismo modo que lo haría un detective, con la intención de ver en qué inviertes tu tiempo. Esta es una tarea que debes llevar a cabo con una conciencia lo más amable y bondadosa posible. Recuerda la necesidad de no criticarte de ningún modo. Si te parece, por ejemplo, que «deberías» ser más activo, procura no castigarte por ello. Trata de aceptar tu estado físico actual tal como es. El objetivo consiste en determinar un nivel basal que pueda servirte de línea de referencia para mejorar tu estado, no crear un nuevo látigo con el que azotarte.

Ejemplo de hoja de registro diario de las actividades cotidianas

Fecha 25 de abril					
Hora	Actividad	Tiempo invertido	Dolor al final (o cualquier otro síntoma que estés evaluando) (de 1 a 10)	Tensión al final (de 1 a 10)	0 (ningún cambio en el dolor o el síntoma) + (aumento del dolor o del síntoma) − (disminución del dolor o del síntoma) R (reposo)
9.00-9.30	despertarme, tomarme una taza de té y vestirme	30 min	4	4	
-10.00	desayunar - sentada	30 min	5	6	+
-12.00	trabajo de escritorio	2 h	6	6	+
-12.20	meditar - sentada	20 min	5	5	−
-12.40	seguir meditando - acostada	20 min	4	4	−
-13.00	movimiento consciente	20 min	4	4	0
-14.00	comer – sentada con un amigo	1 h	6	5	+
-14.40	escáner corporal	40 min	4	3	−
-16.00	ir en coche al supermercado, comprar y volver a casa	1 h 20 min	6	7	+
-17.00	descansar	1 h	5	4	R
-18.00	trabajo de escritorio	1 h	6	6	+
-19.00	cenar - sentada	1 h	7	6	+
-21.00	ver un DVD – acostada en el sofá	2 h	5	4	−
-21.30	tomar un baño	30 min	4	3	−
-22.00	prepararme para dormir	30 min	5	4	+
-23.00	leer hasta dormirme a las 23.00	1 h	5	4	0

Fecha 26 de abril					
Hora	Actividad	Tiempo invertido	Dolor al final (o cualquier otro síntoma que estés evaluando) (de 1 a 10)	Tensión al final (de 1 a 10)	0 (ningún cambio en el dolor o el síntoma) + (aumento del dolor o del síntoma) – (disminución del dolor o del síntoma) R (reposo)
8.00-8.30	despertarme, tomar una taza de té	30 min	5	4	
-9.00	desayuno - sentada	30 min	6	6	+
-9.30	ducharme y vestirme	30 min	6	6	0
-11.30	trabajar en el escritorio	2 h	7	8	+
-12.30	descansar	1 h	4	4	R
-13.00	meditar - sentada	30 min	5	5	+
-14.00	comida	1 h	6	5	+
-14.20	escáner corporal	20 min	4	3	–
-16.20	ir a nadar	2 h	6	7	+
-17.30	descansar	1 h 10 min	5	4	R
-19.00	trabajar en el escritorio	1 h 30 min	7	5	+
-20.00	cenar - sentada	1 h	7	6	0
-21.00	descansar y leer	1 h	5	4	– (R)
-21.20	facebook, etcétera, en el ordenador	20 min	6	6	+
-22.00	descansar y leer	40 min	5	4	+
-22.30	prepararme para dormir	30 min	6	5	+
-23.00	leer hasta dormirme a las 23.00	30 min	5	4	0

Fecha 27 de abril					
Hora	Actividad	Tiempo invertido	Dolor al final (o cualquier otro síntoma que estés evaluando) **(de 1 a 10)**	Tensión al final **(de 1 a 10)**	**0** (ningún cambio en el dolor o el síntoma) **+** (aumento del dolor o del síntoma) **–** (disminución del dolor o del síntoma) **R** (reposo)
8.00-8.30	despertarme, tomar una taza de té	30 min	6	5	
-8.45	estiramientos y movimiento consciente	15 min	5	5	–
-9.30	meditar - sentada (demasiado largo)	45 min	7	7	+
-10.00	ducharme y vestirme	30 min	6	6	–
-10.30	desayuno - acostada	30 min	5	5	–
-11.30	trabajar en el escritorio	1 h	6	6	+
-12.10	llamada telefónica a mamá	40 min	5	5	–
-13.00	trabajar en el escritorio	50 min	6	6	+
-14.00	comida	1 h	5	5	–
-14.20	escáner corporal	20 min	4	3	–
-17.20	descanso	3 h	4	4	R
-17.50	corto paseo	30 min	7	5	+
-19.00	trabajar en el escritorio	1 h 10 min	7	6	0
-20.00	cena	1 h	6	5	–
-22.00	ver la televisión - acostada	2 h	5	4	–
-22.30	prepararme para acostarme	30 min	6	5	+
-23.00	leer hasta dormirme a las 23.00	30 min	5	4	0

Liberador de hábitos:
observar un recipiente de agua hasta que hierva

Poner agua a hervir es una de esas cosas que todos hacemos, sin pensarlo siquiera, varias veces al día. Trata pues, durante esta semana, de llenar y poner a hervir agua atentamente al menos una vez al día.

¿Cuán pesado te parece el recipiente mientras lo llenas? ¿Escuchas el ruido que hace al llenarlo? Presta mucha atención al agua que sale del grifo y a su entrada en el recipiente. ¿Silba y burbujea? ¿Huele? Estamos tan familiarizados con el olor del agua que ni siquiera lo advertimos, pero trata de imaginar lo intenso que puede ser después de haber pasado una semana en el desierto. Piensa en todo el camino que el agua ha seguido hasta llegar a ti. Imagina la lluvia cayendo en las lejanas montañas, filtrándose a través de las rocas y el suelo hasta acabar finalmente en un arroyo. Piensa en los ingenieros y trabajadores que diseñaron, construyeron y se encargan del mantenimiento de la red de distribución de agua potable. Piensa en las personas implicadas en la generación y distribución de la electricidad y en las encargadas de la recolección y distribución del té, el café y el cacao que sueles tomar. Todos estamos interconectados a mil niveles diferentes. Y esto solo en lo que respecta a una simple taza de té.

Presta mucha atención a los movimientos que realizas mientras colocas el recipiente en la superficie en la que vas a calentarlo. ¿Eres consciente de tus movimientos o estos simplemente «suceden»? ¿Enciendes deliberadamente la llama del gas o el interruptor eléctrico que pone en marcha tu cocina o haces esas cosas en la modalidad «piloto automático»?

Escucha ahora como el agua empieza a calentarse. ¿Qué oyes? Cierra los ojos y escucha. Tómate un tiempo para observar lo que ocurre. Pregúntate en qué modalidad mental estás operando. Observa si adviertes algún atisbo de impaciencia. ¿En qué parte de tu cuerpo la sientes? ¿Cómo la experimentas? ¿Se trata de un impulso que crece y trata de irrumpir y movilizarte a la acción? Ten en cuenta que el hábito de la impaciencia puede resultar muy persuasivo.

¿Qué haces cuando el agua empieza a hervir? ¿Esperas a que se dispare el termostato [en el caso de emplear un hervidor] o te apresuras a sacar el recipiente y verter el agua en la taza apenas empieza a hervir? Ten paciencia y deja que el agua hierva. Viértela luego en la taza sin dejar de ser consciente de tu respiración.

Dedica ahora un tiempo a ver en qué otros aspectos de tu vida cotidiana puedes cultivar la atención plena. Ten en cuenta que estas prácticas de «mindfulness cotidiano» pueden ser casi tan importantes como la meditación formal.

Tómate ahora tu taza de té, café o cacao y relájate. Te lo mereces.

7. Semana 4:
Observa cómo se disuelven el sufrimiento y el estrés

Poco después de que el alpinista británico George Mallory muriese mientras trataba de ascender al Everest en 1924, un periodista preguntó por qué, ese fatídico día, el equipo continuó su asalto a la cima.

«Porque el precio de la vida es la muerte», replicó uno de los supervivientes.

Esta sencilla frase resume perfectamente, en mi opinión, la condición humana porque, con demasiada frecuencia, olvidamos que estamos aquí durante un breve periodo, experimentamos una amplia diversidad de experiencias agridulces y luego nos vamos.

Es comprensible que evitemos pensar, en la medida de nuestras posibilidades y todo el tiempo que podamos, en el dolor, el sufrimiento y la muerte... hasta que ya es demasiado tarde. Pero esto, por más natural que parezca, tiene un precio oculto porque mal podremos, si no nos enfrentamos a las dificultades de la vida, hacerles frente adecuadamente. Ese rechazo cierra nuestra mente, intensifica el dolor y el sufrimiento y deja tras de sí una sensación profundamente arraigada de desconfianza y miedo. Y lo más paradójico es que mal podremos, si no nos enfrentamos a las dificultades, cobrar conciencia y disfrutar de las facetas extraordinarias de la vida.

Es natural que, cada vez que nos enfrentemos a una dificultad –independientemente de que se trate del dolor, la enfermedad o el estrés–, tratemos de alejarla. Y esto es algo que hacemos de mil maneras diferentes, dando vueltas y más vueltas a soluciones que anteriormente han fracasado, ignorándolas o sepultándolas bajo una pila de distracciones. Más pronto o más tarde, sin embargo, todas esas estrategias dejan de funcionar y perdemos fuelle o nos vemos desbordados por las dificultades. Dos son las alternativas a las que nos enfrentamos cuando, en nuestro camino, tropezamos con una encrucijada de este tipo. Podemos tratar de seguir adelante aparentando que todo está bien (y llevar una existencia cada vez más empobrecida) o asumir una forma diferente de acercarnos a nosotros y al mundo. Este enfoque diferente consiste en aceptarnos atentamente a nosotros y a nuestro sufrimiento, lo que significa acercarnos a él y aceptarlo, por más que lo odiemos y nos llene de miedo y pavor.

Para muchas personas, especialmente para quienes padecen de estrés y dolor crónico, la simple idea de «aceptación» es una pura herejía, porque suena a admitir pasivamente nuestro destino. ¿Por qué deberíamos «rendirnos» y vivir sumidos en la desesperanza? Pero lo cierto es que la aceptación atenta que se deriva de una conciencia plenamente atenta nada tiene que ver con la aceptación pasiva. La aceptación derivada del mindfulness es un tiempo para hacer una pausa, permitir, dejar ser y ver las cosas con más claridad. Es aceptar que, por el momento, son las cosas como son. Tiene que ver con abrazar la vida, no simplemente con tolerarla.

Otra vertiente de la aceptación es la compasión por los demás y por el mundo que nos rodea. Aunque este sea un punto que veremos con más detenimiento en los siguientes capítulos, digamos, por el momento, que el primer paso consiste en aprender a ser compasivo con uno mismo. Y esto es algo que empieza dejándonos de atacar y de culpar por lo que consideramos nuestros «fracasos», «debilidades» e «insuficiencias». Y, por encima de todo, nos anima a dejarnos ser como somos, con todas nuestras faltas, debilidades y problemas, lo que, para algunos, puede ser más difícil que enfrentarse al dolor, el sufrimiento y el estrés. A largo plazo, sin embargo, la aceptación compasiva reduce el dolor y mejora significativamente nuestra vida.

Son muchos los estudios científicos que han puesto de relieve el poder de la aceptación compasiva para disolver el estrés, el miedo y la preocupación. Y, lo más importante es que, como sucede con otros beneficios del mindfulness, estos también acaban integrándose en nuestro cerebro. Los escáneres realizados al respecto ponen de relieve la existencia de cambios significativamente positivos en las regiones del cerebro asociadas a la emoción pura y a la percepción del dolor. Y lo más curioso de todo es que esos cambios físicos empiezan a presentarse ocho semanas después de practicar meditaciones como la de la aceptación compasiva.[1] Luego, cuando el dolor vuelve a aparecer, es menos intenso y se desvanece con más facilidad. La ansiedad, el estrés, la depresión y el agotamiento también se presentan con menos frecuencia e intensidad. Y esto pone en marcha un círculo virtuoso que nos enseña a enfrentarnos al mundo con un estado mental progresivamente más tranquilo, compasivo y aceptador.

Esta semana empezarás el proceso de aprendizaje que te enseñará a aproximarte al núcleo de tu dolor y de tu sufrimiento. Quizás te parezca difícil, pero tal cosa no se deberá tanto a lo que descubras como a lo que *temas* descubrir. Por ello, llegados a este punto, hay quienes contemplan la posibilidad de abandonar el programa. Si ese es tu caso, ten en cuenta que, aunque nuestro programa pueda ser difícil, siempre es mejor que su alternativa, que consiste en seguir viviendo una vida ensombrecida por el sufrimiento y el estrés. Trata de recordar, si tienes miedo o te sientes inquieto, que hacia aquí apuntaba todo el esfuerzo que hasta este momento has realizado. Has desarrollado tu capacidad de concentración y has aprendido a restablecer el contacto con tu mente y con tu cuerpo y has preparado el escenario para ello. Ahora ha llegado el momento de empezar a utilizar las habilidades recién descubiertas para mejorar sustancialmente tu vida.

....

PRÁCTICAS PARA LA SEMANA 4

✧ Diez minutos de meditación del ancla en la respiración (véase página 117; audio n° 2) seis de los siete días de la semana siguiente.

✧ Diez minutos de la meditación de la aceptación compasiva (véase página 162; audio 4) seis de los siete días de la semana siguiente (idealmente en un momento diferente al dedicado a la práctica de la meditación del ancla en la respiración). También puedes hacer, para facilitar tu asentamiento, alguna meditación extra como, por ejemplo, un escáner corporal, inmediatamente antes de la meditación de la aceptación compasiva.

✧ Analiza tu diario y determina tus líneas de referencia (véase páginas 171-175).

✧ Liberador de hábitos: familiarízate con la gravedad (véase página 183).

....

Aceptación

Una de las enseñanzas centrales del programa Respira Vida Breathworks consiste en diferenciar dos tipos de sufrimiento: el sufrimiento primario y el sufrimiento secundario. El primero está compuesto por las sensaciones desagradables que, en un determinado momento, experimentas en tu cuerpo, mientras que el segundo consiste en el dolor adicional generado al resistirte y reaccionar a esa experiencia, que suele ser una fuente de malestar superior a las sensaciones reales de dolor. Y, en la medida en que aprendes, el entrenamiento en el mindfulness te ayuda a reducir o incluso a eliminar el sufrimiento secundario aceptando las sensaciones primarias. De este modo, puedes vivir con menos sufrimiento y aprendes, en suma, a cambiar las cosas que puedes cambiar (sufrimiento secundario) y aceptar aquellas otras que no puedes cambiar (sufrimiento primario).

Durante la semana 4, aprenderás a acercarte compasivamente a cualquier malestar y a experimentar su sensación pura, observándola mientras su intensidad aumenta y disminuye, y experimentando el efecto liberador de la respiración. También aprenderás a relajar, apenas adviertas su aparición, tus reacciones habituales. Y, por encima de todo, aprenderás a diferenciar –a un nivel visceral y profundo– el sufrimiento primario del sufrimiento secundario. En este sentido, el mindfulness puede ser considerado como un camino intermedio entre identificarte excesivamente con tus sentimientos y verte desbordado por ellos, por una parte y reprimirlos o bloquearlos debido al miedo o la evitación, por la otra.

El mindfulness, en suma, consiste en ser claro y sincero con tus experiencias en la medida en que aparecen y acaban desvaneciéndose. Te enseña a no resistirte a tu sufrimiento y a no reaccionar a él, porque esta reacción y resistencia son las que generan el sufrimiento secundario. Ten en cuenta que, si no reaccionas, gran parte de tu sufrimiento –cuando no todo él– acaba desvaneciéndose.

Hay personas que tienen dificultades en cultivar el aroma «correcto» de la conciencia compasiva propia de esta meditación, porque la convierten en otra vara con la que golpearse: «¿Por qué no soy bueno conmigo...? ¡Ni esto puedo hacer bien!». Dedica un tiempo a observar simplemente, si adviertes que ese es tu caso, tu mente en acción. Esa es una actitud que disuelve amablemente tus preocupaciones, tu estrés y tu forma crítica de pensar. Procura no enjuiciarte y dedícate a aceptar simplemente que, en este momento, estás preocupado, estresado o siendo crítico contigo. Ser compasivo con uno mismo es el mejor punto de partida de esta meditación.

Si descubres que esto te preocupa, detente simplemente unos instantes para aceptar tus sentimientos y sonríete, aunque, inicialmente, esa sonrisa te parezca falsa. Trata de evocar a un ser querido o quizás a una mascota favorita, aunque hayan muerto hace tiempo. También puede ser útil evocar un lugar favorito. Lo importante es que asumas una actitud amable y compasiva por más falsa que, al comienzo, pueda parecerte. Luego dirige, lo más bondadosamente que puedas, esos sentimientos hacia ti de manera que te impregnen de cordialidad, amor y compasión.

Y recuerda que en el mindfulness no puedes fracasar y que esto es especialmente cierto en lo que respecta a la meditación de la aceptación compasiva. Tu estado mental es tu estado mental y, si no te gusta el actual, basta con esperar y ver cómo, al poco, es reemplazado por otro.

LA MEDITACIÓN DE LA ACEPTACIÓN COMPASIVA

Durante esta meditación (audio 4), aprenderás a dirigirte de manera muy amable hacia tu experiencia de dolor o dificultad y a abrazarla tierna, amable y compasivamente. Eso te ayudará a aflojar y disolver la resistencia y a liberarte del sufrimiento secundario. También aprenderás a abrazar tu dolor, tu dificultad o cualquier resistencia que puedas sentir, instante tras instante, con una respiración amable y bondadosa.

Preparación

Colócate en una postura cómoda. Te sugerimos que te sientes o te acuestes, aunque siempre puedes, si lo prefieres, elegir cualquier otra postura.

Relaja amablemente el peso de tu cuerpo en la gravedad, de modo que se asiente y descanse en la cama, el suelo o la silla. ¿Puedes sentir cómo la gravedad aproxima amablemente tu cuerpo al suelo en el que te apoyas y que te sostiene?

Meditación

Orienta poco a poco tu conciencia hacia el efecto de la respiración en todo tu cuerpo, dejando que acune la parte delantera de tu cuerpo, los lados y la parte posterior. Siente el efecto profundo de tu respiración. ¿Puedes descansar tu conciencia en la respiración mientras tu cuerpo se mueve amable y rítmicamente?

Abre amable y bondadosamente tu conciencia hasta llegar a incluir tu dolor, malestar, dificultad o cualquier cosa que estés experimentando. Abrázala ahora en tu conciencia con la misma actitud con la que te diriges a un ser querido que estuviera herido o lesionado. Respira suavemente unos momentos con esta experiencia. Y, si esto te asusta, respira el miedo con amabilidad y vuelve a descansar tu conciencia, una y otra vez, en el efecto de la respiración en todo tu cuerpo.

Si experimentas alguna resistencia o el dolor te resulta demasiado intenso y tienes dificultades en desidentificarte de él, puede resultarte útil imaginar tu resistencia o tu dolor como una bala de paja junto a la que estás de pie o sentado. Luego imagina que te apoyas y descargas poco a poco en ella todo tu peso. Date cuenta, mientras la bala recibe parte de tu peso, de que su superficie es más blanda y suave de lo que pensabas. ¿Puedes imaginar que, cuando «te apoyas y descargas tu peso» en él, tu dolor responde del mismo modo? Y advierte, además, que tu cuerpo se ve amablemente acunado por tu respiración.

Observa ahora con más detenimiento las sensaciones concretas de dolor o malestar. ¿Qué es lo que sientes? ¿Te das cuenta de que no hay dos momentos exactamente iguales y de que las sensaciones están cambiando de continuo? Quizás, en la medida en que te acercas a tu experiencia real, descubras que no es toda la espalda, como creías, la que te duele, sino tan solo la región lumbar. ¿Puedes prestar este tipo de atención plena a tu problema concreto? Tal vez adviertas entonces que algunos aspectos de tu experiencia van acompañados de sensaciones agradables (como, por ejemplo, un suave hormigueo). También es muy probable que, cuando dejes de pelearte con tu problema –una actitud que no hace sino intensificar el sufrimiento y la tensión– y aprendas a acercarte a él con una actitud amable y curiosa, experimentes una sensación de liberación en tu corazón.

¿Y qué puedes decir con respecto a tus pensamientos y emociones? ¿Qué pensamientos y emociones tienes sobre tu dolor o dificultad? ¿Puedes ver cómo van y vienen, instante tras instante, sin identificarte con ellos ni empeñarte en eliminarlos? ¿Puedes soltarlos mientras respiras suavemente y descansas, instante tras instante, en las sensaciones básicas del cuerpo?

Asegúrate de cultivar una actitud amable, paciente y bondadosa.

Si tu experiencia resulta un poco abrumadora, expande tu conciencia hasta incluir otros aspectos del momento. Dirige, por ejemplo, tu atención hacia los sonidos, los olores o la temperatura de la habitación y permite que las sensaciones de dolor o malestar se desplacen dentro de un espacio abierto y amplio de conciencia que incluye muchas cosas que aparecen y acaban desapareciendo.

Y concéntrate más, si te sientes bloqueado o embotado, en tu experiencia. Observa con curiosidad las sensaciones, los pensamientos y las emociones que estés experimentando y suéltalas. Utiliza la respiración para aflojar las tensiones y las resistencias. Imagina que la respiración es un calmante y deja que las tensiones y resistencias vayan disolviéndose naturalmente, aunque solo sea un poco.

Deja ahora que tu respiración se impregne de compasión por ti. Imagina que, al inspirar, todo tu cuerpo se llena de una sensación de amabilidad que, al espirar, se difunde por todo tu cuerpo, saturándolo de bondad y compasión. Inspira y espira con una sensación profunda de bondad, cuidado, ternura y compasión hacia ti.

Deja que tu cuerpo entero, incluido el dolor o malestar que puedas estar experimentando, se vea acunado por la respiración. Y deja también, si todavía experimentas alguna resistencia, que se impregne de una respiración amable y bondadosa que acepta amablemente cualquier experiencia.

Conclusión

Prepárate para poner fin poco a poco a esta meditación. Expande tu conciencia y ábrete a los sonidos procedentes tanto del interior de la habitación como de fuera de ella. Abre los ojos y deja que tu conciencia permanezca conectada con la profundidad de tu cuerpo mientras empiezas a moverte poco a poco, con una actitud amable y bondadosa. Retoma luego, poco a poco, tus actividades cotidianas, procurando dirigir hacia ti mismo la actitud compasiva que acabas de ejercitar y dejando que la bondad se dirija, una y otra vez, a tu experiencia. Relaja toda resistencia y aversión que aflore con una respiración amable, independientemente de la actividad que estés llevando a cabo.

Hay personas que, al comienzo, encuentran un poco abrumadora la meditación de la aceptación compasiva. Quizás te sientas como si se hubiese abierto súbitamente un dique y se liberasen años de preocupaciones y miedos acumulados, de modo que no es extraño que puedas sentirte un poco desbordado. Michael descubrió que una forma adecuada de enfrentarse a esa sensación consiste en dejar de luchar con ella o empeñarnos en que desaparezca y darnos permiso para flotar con ella –como lo hace un corcho sobre la superficie del mar–, la misma estrategia que utilizaba, en su trabajo como salvavidas, para ayudar a los nadadores en peligro:

«Me di cuenta –dijo– de que estaba ahogándome en mi dolor y en mis emociones. Al comienzo, luché desesperadamente, como hacen las personas a las que suelo rescatar. Pero luchar contra las emociones es tan imposible como nadar contracorriente. Uno tiene que ser más inteligente que todo eso. Si quieres rescatar a alguien del mar, debes empezar tranquilizándole y nadar luego hacia los lados de la corriente. Nunca nades a contracorriente, porque, de ese modo, no conseguirás nada».

Michael se dio cuenta de que expandir su conciencia era una forma de «nadar hacia los lados» de la corriente de sus emociones. Entonces dio mentalmente un paso atrás para poder sentir el campo entero de su conciencia, no solo el ritmo de su respiración, sino también la sensación de la ropa sobre su piel y el sonido del mar al fondo. Su conciencia, de este modo, se convirtió en un «gran contenedor» para toda la turbulencia de su mente y de su cuerpo. Fue así como, después de expandir su conciencia, se dio cuenta de que podía «flotar» en la corriente de su conciencia. Entonces recordó que «¡Está bien sentirse así y darse permiso para ello!», y fue también así como su meditación fue impregnándose poco a poco de una aceptación compasiva.

«Me di cuenta de que, para recuperarme, quizás necesitara mucho tiempo. Esa aceptación puso fin a la guerra civil en la que, hasta entonces, había estado sumido, de modo que, al estar menos estresado, empecé a dormir mejor y pude retomar mi fisioterapia, lo que catalizó mi proceso de sanación».

Otra forma de enfrentarnos a la irrupción de sensaciones desagradables consiste en recordarnos amablemente que no necesitamos enfrentarnos a todo a la vez. Siempre podemos dar un paso atrás, aproximarnos al borde del dolor y dirigir nuestra conciencia, si los sentimientos son demasiado intensos, hacia otro lado (quizás la respiración), para recuperar después una sensación renovada de cordialidad, curiosidad y compasión. El objetivo no consiste en bloquear las sensaciones desagradables ni en ignorarlas, sino en dirigir, durante un rato, la conciencia hacia otra parte. Si, pasados unos momentos, nos sentimos lo suficientemente seguros, podemos dirigir de nuevo nuestra conciencia hacia las sensaciones difíciles. Recuerda que no tienes que apresurarte ni sentirlo todo a la vez. Cuando vuelves, la sensación desagradable suele haberse atenuado.

También hay quienes experimentan lo opuesto a «ahogarse» y descubren la tendencia a embotarse o desconectarse de su experiencia. Si ese es tu caso, trata de acercarte un poco más a las sensaciones reales que estés experimentando y obsérvalas con más detenimiento. ¿Son lacerantes o amortiguadas? ¿Intensas o débiles? ¿Turbulentas o irregulares? Quizás prefieras investigar su «naturaleza», es decir, ver cómo cambian continuamente o cómo aparecen y desaparecen instante tras instante. En un momento, pueden ser muy intensas y, al instante siguiente, pueden convertirse en un hormigueo placentero. De este modo, puedes descubrir que tu dolor o malestar no es tan sólido, general o intenso como creías. Ten en cuenta que la evitación frecuente de una experiencia la convierte en un objeto de nuestra atención que, como el monstruo que acecha en cada rincón, acaba dominando nuestra vida, con lo cual el remedio acaba siendo peor que la enfermedad.

Pero no son solo las experiencias físicas las que pueden embotarte o «bloquearte», porque lo mismo puede ocurrir con nuestras emociones. Caroline, por ejemplo, se dio cuenta de su tendencia a evitar sus emociones más difíciles. Y, si bien esto le funcionaba un rato, no tardaba en verse desbordada por ellas y en quedar atrapada en un ataque grave de ansiedad. Se imaginaba todas las cosas que en el futuro podían funcionar mal y acababa viéndose castigada por pensamientos tan terribles como: «¡Oh, Dios mío, voy a morir! ¡Hay tan poco tiempo! No sé qué diablos estoy haciendo con mi vida. Todo lo hago mal. ¿Qué hay de malo en mí? Merezco morir...». Estos ataques de ansiedad y estrés se manifestaban corporalmente en forma de tensión física, fatiga y náuseas, que alimentaban, a su vez, los miedos sobre su mala salud.

La meditación de la aceptación compasiva le enseñó a reconocer la sensación de ansiedad antes de que creciera hasta convertirse en lo que ella llamaba un «desastre emocional». Aunque desagradable, el reconocimiento de los primeros indicios de ansiedad –y su posterior aceptación– impedía que la bola de nieve creciese hasta descontrolarse. Esta fue para ella toda una revelación. Así fue como poco a poco Caroline dejó de experimentar tantas «descargas emocionales» y acabó recuperando la confianza en sí misma.

Victoria describió la experiencia de verse desbordada por las dificultades como quedarse atrapada en un lodazal cubierta de un barro que, por más que se lavara, no conseguía limpiar. Fuera donde fuera, el barro la acompañaba. Era como si llevara adheridas consigo todas las experiencias negativas de su vida. La meditación de la aceptación compasiva le permitió ver que todo este barro eran expresiones del sufrimiento secundario. Entonces descubrió que respirando amablemente *con* su sufrimiento y pensamientos atormentados podía relajarse en un estado mental más abierto y fluido. Poco a poco, la sensación de estar cubierta de barro empezó a diluirse como si la meditación fuese lavándola. Y fue una auténtica revelación darse cuenta de que gran parte de ese «barro» tenía que ver con el modo en que se criticaba y se culpaba por sentirse tan mal y la creencia errónea de que «debía» sentirse de manera diferente. Así fue como la meditación de la aceptación compasiva la ayudó a aceptarlo todo mucho mejor.

Flic descubrió que le resultaba casi imposible aceptar su enfermedad de Paget, una enfermedad metabólica que le provocaba mucho dolor en la pierna y la rodilla izquierda. Estaba parcialmente mutilada y tenía que usar un bastón para moverse, aunque solo fuese unos metros. Su enfermedad era «incurable» y llevaba mucho tiempo tomando calmantes que la dejaban completamente «embotada».

«Me puse a buscar una cura para mi dolor –dijo–. Estaba *completamente decidida* a encontrar una solución, pero la mía era una búsqueda desesperada que no hizo sino aumentar mi malestar. Yo sabía que, además del dolor físico, llevaba conmigo un dolor emocional, pero ignoraba que era de tal magnitud. Cuando, gracias a la meditación de la aceptación, presté una atención amable y compasiva a mi malestar, me sorprendió la resistencia que experimentaba. Mi corazón era como una piedra en el pecho. ¿Cómo podía doler tanto?

»Enfrentarme a las cosas que había estado evitando tanto tiempo resultó ser un punto de inflexión. Al comienzo, no fue nada sencillo. Creo que estuve llorando intermitentemente cerca de una semana, pero también tenía una sensación de liberación. Ahora podía empezar a descansar en mi cuerpo y en mi experiencia instante tras instante. Entonces descubrí que, cada vez que evitaba una emoción difícil, la alejaba y añadía una nueva capa de malestar, algo que el mindfulness me ayudó a disolver amablemente.

»Todavía tengo dolores físicos y sigo necesitando un bastón para caminar. He aceptado que esto no va a cambiar y me parece bien. Pero ahora ya no cargo con el lastre de los años de dolor emocional acumulado. El mindfulness no solo ha cambiado mi vida, sino que también la ha salvado.»

La simple aceptación puede desencadenar una secuencia de acontecimientos que alivian espectacularmente el dolor, el sufrimiento y el estrés. Elaine, por ejemplo, lo descubrió por sí misma:

«El mindfulness ha cambiado mi vida. Debo decir que mi dolor crónico se ha reducido entre el 80 y el 90%. A decir verdad, he pasado de sentir dolor a diario a sentirlo, en el peor de los casos, un par de veces al mes. Y también me he dado cuenta de que, si no dedico tiempo al ejercicio de estas simples técnicas de atención plena que tanto han mejorado mi vida, el dolor, la ansiedad y el estrés vuelven a intensificarse.

»En modo alguno estoy diciendo que mi dolor no fuese real porque, al comienzo, era muy, muy real. Tenía una lesión muy seria y mi cuerpo me decía que debía ir más despacio, descansar, cambiar mi estilo de vida, hacer rehabilitación, etcétera. Con el paso del tiempo, mi cuerpo empezó a curar, pero mi mente estaba tan acostumbrada a sentir dolor que no esperaba nada más. La mente es muy poderosa y puede demostrar, basándose simplemente en las creencias, que estás equivocado o que estás acertado.

»¿Por qué tienes que estar atento y ser amable contigo? Porque el ritmo al que discurre tu vida apenas si te da tiempo para tranquilizarte, respirar y relajarte, lo que no es bueno para ti ni para tu salud física o mental.»

Evita, apoyándote en la meditación de la aceptación compasiva, la tentación de querer «corregir» tu dolor. Como la aceptación y la compasión están asociadas a cambios positivos, es comprensible querer utilizarlas para resolver tus problemas. Pero este, como ya sabes, es el tipo de funcionamiento propio de la modalidad «hacer», que, activando el piloto automático de la mente y el camino de la aversión, dispara una secuencia de acontecimientos que acaban encerrándote en un círculo vicioso. Esto aumenta la tensión y el estrés que a su vez alientan el sufrimiento y el estrés y acaban obstaculizando el proceso de sanación. Pasar deliberadamente de la modalidad hacer a la modalidad ser, basada en la aceptación y la compasión, provoca cambios extraordinariamente positivos en tu vida. Obviamente, no es posible eliminar por completo el deseo de utilizar esta meditación para curar el sufrimiento, de modo que sé simplemente consciente de esta tendencia.

Pete descubrió que, aceptando la realidad de su enfermedad de Parkinson, podía vivir una vida mucho más plena. Después de años de empeñarse en luchar, acabó aceptando que con el paso del tiempo su enfermedad probablemente no haría sino empeorar y no habría mucho que «arreglar». Fue así como, aunque inicialmente estaba molesto y enfadado con su cuerpo cada vez más frágil, descubrió que el hecho de impregnar de bondad su respiración aliviaba su vida, su amargura y su estrés. Cuando, de este modo, hizo las paces con su enfermedad, pudo ser más amable consigo mismo. Así fue también como poco a poco desarrolló una aceptación más profundamente asentada de su vida tal como es. Y entonces entendió que, pese a tener Parkinson, su vida no era tan mala. Y, cuando empezó a aceptar su enfermedad, sus niveles de estrés se redujeron y su vida se vio menos dominada por los síntomas del Parkinson.

El programa adaptado a tu caso: analiza tu diario

La semana pasada introdujimos el concepto de «ritmo» para ayudarte a enfrentarte más adecuadamente a tu vida cotidiana. Esta semana te pediremos que analices cada día tu ritmo de trabajo, algo muy sencillo y que solo requiere entre veinte y treinta minutos. Vale la pena que tomes nota mental del momento en que lo harás, para que puedas reservarle el tiempo necesario. No te preocupes si te parece que tu diario no es lo suficientemente exhaustivo. Continúa con él unos cuantos días o el tiempo que consideres necesario. Recuerda que el objetivo no consiste en llevar a cabo un diario «perfecto», sino en obtener una imagen razonablemente global de tus actividades cotidianas y del estrés, tensiones y sufrimiento que puedan provocar. Este programa debe ser entendido como un «trabajo en curso» que deberás adaptar a tus circunstancias cambiantes.

Esta semana te pediremos que hagas un par de cosas:

1. Analiza tu diario.

2. Establece una línea de referencia para cada una de tus actividades cotidianas. Esta línea de referencia es el tiempo que puedes dedicar cómodamente a una actividad antes de que empiece a generarte una tensión o un malestar excesivos. Y, una vez establecida, deberás apoyarte en ella para mejorar tu salud y bienestar.

Aunque el objetivo de este programa apunta fundamentalmente a aliviar el dolor y la enfermedad, también contribuye a mejorar el estrés crónico. Son muchos los beneficios, si llevas años padeciendo estrés crónico, que puede proporcionarte el hecho de tener en cuenta tu ritmo y respetarlo. Esto te ayudará a aliviar poco a poco el estrés e impedir la escalada de la tensión.

1. Analiza tu diario

En el apéndice encontrarás una hoja de análisis vacía (véase página 287) y en www.respiravida-breathworks.net tienes también una plantilla para descargar. El primer paso consistirá en transferir la información acumulada en tu diario a las columnas que componen esta hoja (haz tantas copias como necesites, ya sea a mano o fotocopiándola). En la página siguiente encontrarás una hoja completada que puede servirte de muestra.

Transfiere a la columna «+» de tu hoja de análisis las actividades que aumenten tu dolor o tu estrés (o cualquiera de los síntomas que hayas decidido controlar). Luego anota en la columna «0» las actividades que no supongan ninguna diferencia y haz lo mismo, en la columna «–», con las actividades que alivien tu dolor (o el síntoma que hayas decidido controlar). Y asegúrate de tomar nota también, cuando transfieras esta información, del tiempo dedicado a cada actividad.

Probablemente, descubras que el simple hecho de transferir la información a la hoja de análisis pone de relieve pautas de las que hasta ese momento no eras consciente. También pone de manifiesto algo que mejora inmediatamente tu estado (puedes descubrir, por ejemplo, que el hecho de sentarte intensifica tu problema, mientras que acostarte lo alivia, lo que significa que, si no quieres intensificar el dolor, deberás tener en cuenta el tiempo que pasas sentado).

Steve era un maestro de escuela que llevaba muchos años sufriendo de dolor crónico de espalda. Cuando analizó los datos incluidos en su diario, descubrió que su dolor estaba fundamentalmente causado por el hecho de borrar la pizarra y que, cuando dejó de hacerlo, su dolor se redujo hasta casi «0».

No es de extrañar que haya quienes acaben descubriendo que llenan completamente la hoja del diario y no dejan tiempo para hacer una pausa. Basta con esto para explicar el agotamiento, el estrés y el insomnio.

Ejemplo de hoja de análisis diario

EXTRACTO DE DIARIO (del diario de una semana)

+ **Dolor extra** (o de cualquier síntoma que estés evaluando)	**0** **Ningún cambio en el dolor** (o en cualquier otro síntoma que estés evaluando)	**−** **Reducción del dolor** (o de cualquier síntoma que estés evaluando)
desayuno – sentado (30 min)	movimiento consciente (20 min)	meditar acostado (20 min)
trabajo del escritorio – sentado (1 h)	leer en la cama hasta dormirme (1 h)	escáner corporal acostado (40 min)
MEDITAR – SENTADO (20 min)	ducharme y vestirme (30 min)	ver un DVD acostado en el sofá (2 h)
comida – sentado con un amigo (1 h)	cenar – sentado (1 h)	tomar un baño (30 min)
conducir hasta el supermercado, comprar y volver a casa (1 h 20 min)	leer en la cama hasta dormirme (30 min)	escáner corporal acostado (20 min)
trabajar en el escritorio – sentado (1 h)	trabajar en el escritorio (1 h 10 min)	acostado en la cama para descansar y leer (1 h)
cenar – sentado (1 h)	meditación – acostado (40 min)	acostado en la cama para descansar y leer (40 min)
prepararme para acostarme (30 min)	tomar un baño (20 min)	unos cuantos estiramientos y movimiento consciente (15 min)
trabajar en el escritorio – sentado (2 h)	leer acostado en la cama (30 min)	ducharme y vestirme (30 min)
meditar – sentado (30 min)	cocinar (20 min)	desayunar acostado (30 min)
nadar (2 h)	hablar por teléfono acostado (1 h)	acostarme para hablar por teléfono con mamá (40 min)
trabajar en el escritorio – sentado (1 h 30 min)	relajarme en la habitación (45 min)	desayunar acostado (1 h)
FACEBOOK, ETCÉTERA, SENTADO ANTE EL ORDENADOR (20 min)	conducir de compras (30 min)	acostado en el sofá viendo un DVD (1 h)
meditar – sentado (45 min)		acostado para cenar (1 h)
trabajar en el escritorio – sentado (50 min)		acostado viendo la televisión (2 h)
breve paseo (30 min)		acostado en una reunión (1 h)
SENTADO HABLANDO POR TELÉFONO (20 min)		
conducir para ir de compras (45 min)	LÍNEA BASE: MÍNIMO DOLOR EXTRA CAUSADO = 20 min; 80% = 16 min	
DESAYUNO – SENTADO (20 min)		

También debes tomar nota, si padeces una enfermedad que te obliga a descansar mucho, de tus periodos de reposo. Quizás descubras entonces que hay días que descansas mucho más que otros, en cuyo caso tal vez convenga ampliar tus periodos de reposo. A continuación presentamos un ejemplo de la hoja de periodos de reposo completada por Vidyamala; el lector encontrará una plantilla en blanco en el apéndice (véase página 288 o descargar de www.respiravida-breathworks.net).

Ejemplo de hoja de análisis del tiempo de descanso

Fecha	Duración	Número total	Tiempo total
25 de abril	1 h	1	1 h
26 de abril	1 h, 1h 10 min, 1h 40 min	4	3 h 50 min
27 de abril	3 h	1	3 h

(El lector puede ver que al examinar los tres días de mi diario de las páginas 152-154, me di cuenta de que los tiempos de descanso estaban muy desequilibrados, algo que, de no llevar este diario, jamás hubiese descubierto.)

Establecer las líneas de referencia

Después de haber analizado tu diario, estarás en condiciones de determinar tus líneas de referencia, es decir, el tiempo máximo que puedes dedicar a cada actividad sin intensificar el dolor o el síntoma que estés considerando. Quizás descubras que tus síntomas varían de día en día, pero el hecho de determinar ese punto de partida puede ayudarte a establecer un ritmo coherente y estable que no los intensifique.

Para determinar tu línea de referencia deberás echar un vistazo a la columna «+» de tu hoja de análisis en la que has registrado las actividades que intensificaban tus síntomas. Luego deberás identificar el tiempo más breve que dedicas a cada actividad, lo que significa que, aun este periodo relativamente corto, es demasiado largo. En la hoja de examen de Vidyamala (véase página 174) verás que el tiempo mínimo que intensificaba su dolor estando sentada era de veinte minutos (aunque también verás que, en una ocasión, se sentó durante una hora sin que el dolor aumentara). Tiene sentido, cuando tratamos de determinar una línea de referencia segura, elegir el periodo más breve registrado. Y conviene prestar aquí mucha atención porque, con el tiempo y la práctica, habrá que ir subiendo poco a poco el listón. Como la línea de referencia se calcula como el 80% de este valor mínimo, la forma más sencilla de establecerlo consiste en multiplicar ese tiempo en cuestión por 0,8 (que, en el caso considerado, es de 20 minutos × 0,8 = 16 minutos). La línea de referencia establecida para sentarse es, pues, en este caso, de 16 minutos.

Con el paso del tiempo y el correspondiente aumento de la tolerancia, podrás subir la línea de referencia que sirve de punto de partida, pero deberías empezar partiendo de este valor. Y si descubres que, aun así, sientes malestar o estrés, deberás reducir más ese tiempo y seguir haciéndolo hasta que encuentres uno que se acomode a tus circunstancias.

Una vez determinada la línea de referencia, conviene utilizar una alarma que te recuerde la necesidad de no pasarte. Si lo que te genera problemas, por ejemplo, es el hecho de sentarte, puedes poner la alarma mientras permaneces sentado en el trabajo, en una reunión o viendo la televisión. Luego, cuando suene la alarma, muévete o estírate un poco o quizás acuéstate un minuto o dos. Adapta este enfoque a tu estado concreto.

Si quieres aumentar tu tolerancia (es decir, tu capacidad de llevar a cabo una determinada tarea o actividad), puedes ir subiendo gradualmente el listón que utilices como punto de partida. Esto es algo que puedes empezar a hacer en las próximas semanas. No olvides la necesidad de ser muy cauteloso para no caer así en el ciclo de explosión y contracción (véase página 146). Es mejor subir poco a poco la línea de referencia que pasarte y tener que empezar de nuevo.

También es mejor, a la hora de determinar tu línea de referencia, tener en cuenta una actividad cada vez. Vidyamala empezó con la postura de estar sentada después de que su análisis pusiera de relieve que ese era, para ella, un problema bien concreto. Identificar así el tiempo que podía permanecer sentada sin intensificar su dolor impidió que cayera en otro ciclo de explosión y contracción. Luego pasó a determinar las líneas de referencia correspondientes a otras actividades (véase más adelante). Así fue como su vida logró gradualmente un mayor equilibrio, reduciendo poco a poco su dolor, sufrimiento y estrés y mejorando su estado general. Y es mejor, cuando lo hagas, mantener un registro escrito de los cambios que lleves a cabo (véase el ejemplo de Vidyamala de la página siguiente), para impedir así que tus recuerdos se vean teñidos por tu estado mental del momento. En el apéndice encontrarás una hoja en blanco que puede servirte para ello (véase página 289) y también encontrarás una plantilla disponible para descargarte en www.respiravida-breathworks.net.

Es importante desarrollar un programa que se adapte a tu caso y te resulte útil. Ten en cuenta que los ejemplos que acabamos de mencionar son meras líneas directrices, de modo que no deberías tomarlas de manera demasiado estricta o mecánica. Se trata de tu vida y debes trabajar lentamente del modo que mejor te funcione.

Una vez establecidas las líneas de referencia correspondientes a tus particulares actividades cotidianas, estarás en condiciones de empezar. Durante las próximas semanas, te pediremos que prestes atención y vayas ajustando tus líneas de referencia gradualmente, si ello te resulta más adecuado.

Ejemplo de hoja de registro de una línea de referencia

Registro de la línea de referencia correspondiente a: NADAR

Línea de referencia: nadar diez largos alternando estilo libre y espalda tres veces por semana. Hacer también ejercicios de piernas al borde de la piscina.

Fecha	Nivel logrado	Notas
25 de junio	10 largos por la mañana	Bien. Ejercicios incluidos: 10 cada pierna hacia atrás y hacia delante 10 levantamientos de piernas 10 cruces de piernas (explosión posterior, de modo que el número de ejercicios realizados la próxima vez deberá ser inferior)
28 de junio	10 largos por la mañana	Bien. He reducido los ejercicios a 5 veces cada pierna (explosión posterior todavía, aunque no tan intensa como antes)
30 de junio	10 largos por la mañana	Bien. Hice los mismos ejercicios que el 28 de junio, pero sin el de piernas cruzadas (sin explosión posterior, de modo que mantendré este régimen)

Nota de advertencia

Habrá veces, durante los días y semanas siguientes, en los que descubras que te resulta difícil mantener el ritmo. A veces sentirás que estás fracasando, pero esto es muy normal y no debes desalentarte. Procura abordarlo de manera interesada y compasiva, como si de un proyecto a largo plazo se tratara. No es fácil vivir con el dolor, la enfermedad y el estrés, y es necesaria mucha paciencia y bondad para llevar de nuevo la conciencia y la dignidad a la vida cotidiana. Recuerda que este programa es una herramienta para mejorar tu vida, no otro látigo con el que fustigarte.

Resulta difícil mantener el ritmo si no has aceptado, en cierta medida al menos, la realidad de tu situación. Esta resistencia suele ir acompañada de la sensación de querer volver a un momento en el que estabas completamente sano, sin dolor y mucho menos estresado. Pero las únicas alternativas con las que cuentas son adaptarte –y hacerlo con la mayor parte de tus actividades– o caer de nuevo en el ciclo de explosión y contracción. Tratar de vivir una existencia fantástica conduce a la tristeza y acaba desembocando en la necesidad de aceptar tu nueva realidad, lo que obliga a vivir el duelo por la movilidad, la salud o la energía perdidas. Y por más duro o negativo que esto pueda sonar, lo cierto es que la aceptación compasiva establece los cimientos del resto de tu vida. De ese modo, podrás empezar a vivir una vida más acorde a tu situación.

YA HAS EMPEZADO, PERO ¿DEBES TERMINAR?

«Descubrí que podía permanecer de pie durante diez minutos sin que el dolor aumentase –dijo Jennie–. Por ello, si, por ejemplo, estoy lavando, pongo la alarma diez minutos y, cuando suena, paso a hacer otra cosa, como acostarme o sentarme varios minutos. Y luego me dedico a lavar otros diez minutos. Jamás se me había ocurrido hacerlo así. Daba por sentado que, una vez que empezaba una cosa, debía seguir hasta terminarla. Ha sido una auténtica revolución descubrir que podía dejar de hacer algo muchas veces y retomarlo luego.

»No tardé en darme cuenta de que me había precipitado sacando conclusiones sobre la intensificación o el alivio de mi dolor. Como sabía que acostarme a menudo me hacía sentir mejor, decidí hacerlo siempre que pudiera. Y, como también me di cuenta de que dar un paseo me resultaba ocasionalmente beneficioso, decidí dar largos paseos. Pero ninguna de estas estrategias me resultó útil, y concluí que lo que necesitaba eran cambios frecuentes de actividad. Un paseo de quince minutos y acostarme luego diez era mejor que hacerlo durante más tiempo, lo que solo generaba más dolor.

»Esto me transmitió de inmediato la sensación de que, en lugar de ser una víctima del dolor, podía enfrentarme a él. Y es que, aunque no pueda controlar las situaciones externas, sí que puedo ser más consciente de las decisiones que tomo.

»He aprendido a mantener mi dolor dentro de límites razonables: necesito acostarme cinco minutos cada hora y media; no puedo sentarme ante el ordenador más de veinte minutos; puedo caminar cerca de una hora; necesito hacer varios movimientos conscientes a diario y es muy poco el tiempo que puedo permanecer cómodamente sentada en una silla. Y también he descubierto, para mi sorpresa, que, si bien no tengo problema en estar sentada en un coche tres horas seguidas, solo puedo estar sentada una hora en un tren. Debo sopesar muy bien, pues, el equilibrio de mis actividades. En mi vida normal, por ejemplo, necesito más descanso que la mayoría, pero, durante los retiros de meditación (a los que regularmente asisto), necesito realizar más actividades que los demás.»

Quizás descubras, si tienes una enfermedad degenerativa, que tu línea de referencia y tolerancia cambian con el tiempo y el ejercicio. Es importante entender esto y realizar los ajustes necesarios para no sacar la conclusión equivocada de que estás fracasando. Richard, por ejemplo, descubrió que su esclerosis múltiple progresiva no le permitía mantener mucho tiempo su línea de referencia. Al comienzo se desalentó, pero, al cabo de un tiempo, empezó a concentrarse en las prácticas que podía llevar a cabo y en mantener lo mejor posible sus líneas de referencia, haciendo los ajustes necesarios para ir modificándolos con el paso del tiempo. Así fue como evitó caer en el ciclo de explosión y contracción. Siguió participando en los retiros de un día de Respira Vida Breathworks y asistió a clases durante varios años mientras controlaba lo más conscientemente posible su enfermedad. Esta amable aceptación y la determinación silenciosa de hacerlo la mayor parte de su vida siempre tuvo un efecto positivo en el grupo.

Establecer un ritmo a veces no significa hacer más, sino menos. Nosotros te hemos alentado a empezar tu programa con un ritmo sencillo. Pero también hay que recordar la necesidad de ir aumentando el tiempo que dedicas a tus actividades cotidianas. Esto fue lo que Steve descubrió. Tenía neuropatía diabética periférica, lo que le provocaba dolor en los pies. A los pocos días, sin embargo, descubrió que una caminata diaria de un par de horas resultaba mucho más eficaz para su dolor y su tasa de azúcar en sangre que un paseo de media hora. El programa, pues, no consistió, en su caso, en fraccionar el tiempo dedicado a su paseo cotidiano, sino en aumentarlo.

PUNTOS CLAVES PARA DETERMINAR TU RITMO DE TRABAJO

✧ Recuerda que el mantenimiento de un ritmo adecuado tiene que ver con *descansar antes de que lo necesites*. Esta es la clave para mantener la atención plena y evitar la caída en el ciclo de explosión y contracción.

✧ Empieza teniendo en cuenta tu línea de referencia, haciendo solamente lo que estés seguro de poder gestionar y aumentando poco a poco el tiempo que le dedicas. Deja, por el momento, las actividades que te resulten demasiado difíciles y retómalas cuando te encuentres en mejores condiciones. Empieza, para ir aumentando tu confianza, con las actividades más sencillas.

✧ El establecimiento de tus líneas de referencia te permitirá realizar juicios más acertados sobre tus actividades, cambios de posición y de postura y también de reposo. Recuerda la necesidad de cambiar regularmente de postura. Trata, por ejemplo, mientras preparas una comida, de alternar entre estar de pie y estar sentado y de descansar brevemente también de vez en cuando.

✧ Cambia el modo en que utilizas tu cuerpo a lo largo del día, asegurándote de emplear diferentes grupos musculares. No te empeñes, por ejemplo, en pasar el aspirador en un solo día, sino que distribuye esa tarea a lo largo de toda la semana. Alterna también actividades que lleves a cabo sentado, caminando, de pie y acostado.

✧ Mantén tus objetivos y planes sin obsesionarte con ellos ni empeñarte en cumplirlos a toda costa. Y recuerda también la necesidad de utilizar alguna alarma.

✧ Procura, en un mal día, hacer las cosas que habías planeado, pero tómate más descansos. Y evita, en un buen día, hacer más cosas de las previstas porque, de ese modo, serás tú, y no tu dolor ni tu enfermedad, el que decida.

✧ Hacer algo de lo que disfrutes durante los periodos de reposo puede ayudarte a evitar el aburrimiento y la frustración. Procura entonces leer un libro, una revista, escuchar la radio o ver la televisión.

Si te atienes a estas directrices, no tendrás tantos estallidos, te descubrirás haciendo cada vez más cosas y aumentará la sensación de iniciativa y confianza en ti mismo.

Liberador de hábitos: familiarízate con la gravedad

¿Has pensado alguna vez en lo sorprendente que es la gravedad? Todo en esta tierra se mantiene en su lugar gracias a esta fuerza invisible que solo ejerce la atracción justa porque, de ser excesiva, no podríamos movernos y, en caso contrario, flotaríamos. Hemos evolucionado para poder movernos con armonía dentro del campo gravitatorio. Pero cuando en nuestra vida tenemos dificultades que nos provocan un malestar corporal, probablemente acabemos desarrollando hábitos de resistencia muy profundos que nos alejan sutilmente del cuerpo y, al hacerlo, nos enfrentan también a la gravedad. Cada vez que, en un intento de evitar sentirlo, te alejas de tu cuerpo, generas de manera inconsciente más sufrimiento, tensión y agotamiento, lo que empeora el dolor y el estrés.

El liberador de hábitos que proponemos para esta semana consiste en dejar que el peso de tu cuerpo se hunda amable y compasivamente en la gravedad. Permite, como hiciste durante la práctica de la meditación de la aceptación compasiva de esta semana, que tu atención se dirija amable y compasivamente *hacia* tu cuerpo.

Esto es algo que puedes hacer mientras conduces, estás de pie en una cola, sentado en un sillón, acostado en la cama o en cualquier otro momento. Mira si estás alejándote sutilmente de tu experiencia –tensándote o tratando de evitarla– y procura aflojar esa resistencia. Relaja todo tu cuerpo y deja que el peso de tu cuerpo se apoye y sostenga en esa fuerza invisible que es la gravedad. Permite, sin apoyarte en nada, que la gravedad te sostenga. Apóyate en el peso de tu cuerpo y asiéntate en el momento presente. Vidyamala ha estado practicando esto durante años y ha acabado convirtiéndose, para ella, en una segunda naturaleza. Antes de aprender mindfulness, solía rechazar su dolor y su cuerpo, hasta que comprendió que eso solo intensificaba su tensión y su dolor. ¡Qué liberador resulta vivir dejándote sostener por la gravedad, en lugar de luchar contra ella!

El poeta Rilke describe la gravedad como una corriente «que sostiene hasta las cosas más ligeras y las dirige siempre hacia el corazón del mundo». Rilke nos pide que «confiemos pacientemente en nuestra pesadez» y concluye con el hermoso recordatorio de que:

> *hasta un pájaro, antes de poder volar,*
> *tiene que hacerlo.*

8. Semana 5:
El placer de las pequeñas cosas

Las olas golpeaban la playa de Brighton. Sentada en la playa de guijarros, Ally contemplaba la puesta del sol, mientras la brisa alborotaba suavemente su pelo. Las piernas le dolían, pero hoy eso no parecía molestarle demasiado. Tomó su cuaderno y esbozó, con su pluma favorita, la siguiente lista:

«Una hermosa puesta del sol, las piedras resplandecientes de la playa, el brezo todavía en flor, el pavimento reluciente, la hierba blanda cubierta de telarañas, el susurro de las hojas, el sol en las pestañas, un pañuelo de papel arrugado, permanecer acostada sobre una sábana suave, el olor del humo de la leña, un suave suéter de lana, abrazos, pan recién horneado, chocolate negro, más abrazos, pelo limpio, taza de té...».

Después de concluir este recordatorio de todas las cosas buenas que había experimentado ese día, Ally suspiró y reconoció que la vida merecía la pena. Después de hacer una pausa para contemplar la puesta del sol, tomó su bastón y cruzó renqueando la playa en dirección a Ship Street en busca de patatas fritas y puré de guisantes. Y, comiendo y degustando el sabor, el aroma y la textura de su comida, completó la «tarea» que ese día se había propuesto.

Ally estaba, como tú, en el ecuador de su curso de mindfulness haciendo algo que, pocas semanas atrás, se le hubiera antojado impensable: disfrutar de la vida. Aunque todavía tenía dolor, este se había aliviado mucho, fundamentalmente porque el mindfulness la había ayudado a reducir gran parte del sufrimiento secundario. Y, aunque estaba muy contenta de esto, todavía le quedaba algo muy importante por aprender: que una vida plena y gozosa no se limita a la ausencia de sufrimiento. Estaba aprendiendo a abrazar de nuevo la vida. Obviamente, quería librarse del dolor (de inmediato, de ser posible), pero estaba empezando a descubrir placer en medio del sufrimiento.

Todos admiramos a quienes encuentran felicidad y «sentido» en medio de situaciones muy difíciles. Son muchos los estudios que, a lo largo de los años, han tratado de dilucidar por qué hay quienes lo logran y otros no. La ciencia está descubriendo ahora las tendencias subyacentes del cerebro que impiden, cuando uno tiene dolor o padece una enfermedad crónica, disfrutar de la vida y seguir siendo optimista. Lo más importante, sin embargo, es que cada vez resulta más evidente cómo podemos volver a valorar la vida y poner en marcha, en el proceso, un círculo virtuoso que alivie nuestro sufrimiento.

Es una triste paradoja que los seres humanos estemos programados para sufrir. Hay religiones que afirman que «la vida es sufrimiento» y los neurocientíficos actuales sostienen la existencia de «un sesgo que nos inclina hacia la negatividad». Sea como fuere, gran parte de nuestro sufrimiento es un efecto secundario de los instintos con los que la evolución, a lo largo de millones de años, ha acabado dotándonos.

En cierto modo, es un milagro que los primeros humanos hayan logrado superar tantas eventualidades. No tenemos los dientes y garras afilados para defendernos de los depredadores y tampoco podemos escapar fácilmente de ellos. Sin embargo, somos muy astutos e inteligentes y muy capaces también de anticipar y evitar el peligro. Pero esto ha tenido un precio, porque nos ha obligado a desarrollar sistemas cerebrales que tienden a centrarse por defecto en la información negativa y a subrayar, en consecuencia, el lado oscuro de la vida. Así es como respondemos al proverbial proceso de «palo y zanahoria» (que nos lleva a evitar las amenazas y a buscar las recompensas), un proceso que lleva implícitamente nuestra atención a centrarse en las amenazas. Y ello es así porque, si hoy pierdes una «zanahoria» (una experiencia agradable), probablemente mañana tengas otra oportunidad, pero si no puedes detectar el «palo», morirás y desaparecerá toda posibilidad futura. Por ello, la tendencia nos lleva siempre a detectar los palos y evitarlos a toda costa, aunque ello signifique perdernos ocasionalmente alguna que otra zanahoria. Nuestra tendencia inherente al pensamiento negativo se asegura de que tendamos a ver fallos en todas partes y amenazas por doquier. Esa es la razón principal por la cual nuestra mente se centra, con la precisión de un láser, en el dolor y el sufrimiento. Pero, más importante todavía, ello también implica soslayar la abrumadora cantidad de cosas agradables que hay en nuestra vida.

El llamado «sesgo hacia la negatividad» del cerebro es muy poderoso y puede barrerlo todo a su paso. Los neurocientíficos estiman que tardamos una décima de segundo en percibir una amenaza (una cara de aspecto agresivo, por ejemplo), pero necesitamos mucho más tiempo en registrar algo agradable. Y esto se ve agravado por el hecho de que reaccionamos casi de manera instantánea a las amenazas y que su recuerdo pasa directamente a la memoria, en donde se almacenan dispuestas a ser evocadas de inmediato, mientras que la asimilación de las experiencias positivas requiere mucho más tiempo. Por ello tendemos a aprender más aprisa también del dolor que del placer, una situación perfectamente ilustrada por el viejo dicho «gato escaldado del agua fría huye». De hecho, se dice que, para contrarrestar una experiencia negativa, son necesarias cinco experiencias positivas de intensidad similar.

El neuropsicólogo Rick Hanson afirma que el cerebro tiene «velcro para las experiencias negativas y teflón para las positivas», una tendencia que controla todos nuestros instintos y emociones y se halla integrada en la estructura misma de nuestro cerebro.[1] La amígdala, por ejemplo, fundamental para el sistema de alarma del cerebro, dedica dos tercios de sus neuronas al procesamiento de las experiencias negativas. Y, si observamos en un escáner la actividad cerebral, veremos que las experiencias negativas generan una actividad muy intensa, mientras que la actividad que acompaña a las experiencias agradables de igual magnitud es muy inferior. Y esta es una tendencia que también puede advertirse en los sistemas hormonales de nuestro cuerpo. Tenemos muchas hormonas del estrés que nos obligan a responder a las experiencias negativas (el cortisol, la adrenalina y la norepinefrina, todas ellas de acción rápida y con poderosos efectos en el cuerpo), mientras que sus equivalentes «positivos» (como la oxitocina, la llamada «hormona del amor»), por más que a largo plazo tengan efectos muy poderosos, como la mejora de la salud, la sanación y el bienestar general, carecen de la misma potencia y urgencia.

MANIPULADOS POR EL SESGO NEGATIVO

«Cuando me enteré de la existencia del sesgo negativo –dice Roger–, todo cobró sentido. Si nuestro frigorífico se estropea decimos que "ya no los fabrican como antes" y, cuando advertimos a una persona maleducada en medio de una multitud, concluimos que "este país está yéndose al garete". Y este es un sesgo que se ve alimentado por cada estado mental tóxico.

»Y ello también explica por qué los medios de comunicación están dominados por la violencia y las noticias negativas. Quienes dirigen los medios saben exactamente cómo manipularnos. Nos asustan y luego nos ofrecen refugio. De este modo, generan, en nuestra mente, una forma de inestabilidad y dependencia. Así es como vemos, pegados a la televisión, cómo sufren otras personas, esperando que no nos suceda lo mismo a nosotros, antes de aceptar el refugio que nos ofrece la publicidad. Lo único que tenemos que hacer para sentirnos seguros y felices es comprar algo que no queremos ni necesitamos. Se trata de un sistema que funciona muy bien para vender cada vez más –y mantener, dicho sea de paso, ciertas jerarquías sociales–, pero que también intensifica el dolor y el sufrimiento mental y físico.

»Antes solía enfadarme mucho (lo que, por cierto, es otro estado mental tóxico), pero ahora reconozco simplemente lo que está ocurriendo y pulso, durante los anuncios, el botón de "silencio". Este reconocimiento y esa sencilla acción me permiten ser un poco más libre.»

La evolución, en suma, nos ha proporcionado un cerebro que subestima rutinariamente las recompensas y oportunidades, al tiempo que sobrestima las amenazas. Y por más que esto tenga un significado evolutivo, puede provocar una existencia realmente miserable. En lo que a la naturaleza se refiere, es mucho más importante sobrevivir que ser feliz.

Este sesgo negativo también es fundamental para nuestra percepción del dolor y del sufrimiento: el dolor y el sufrimiento intenso tienden a experimentarse en todo el cuerpo, mientras que el placer normalmente se focaliza en determinadas áreas. Y, si recordamos lo dicho en los capítulos anteriores, la ansiedad mental genera un círculo vicioso interminable de dolor físico y sufrimiento.

Pero, aunque todo esto parezca un tanto negativo y desalentador, no estamos condenados a una vida de sufrimiento físico y mental, porque siempre podemos superar el sesgo negativo. Esta semana nos dedicaremos a corregir ese equilibrio, porque ha llegado ya el momento de volver a disfrutar de la vida.

PRÁCTICAS PARA LA SEMANA 5

✧ Diez minutos de meditación del escáner corporal (véase página 87, audio 1) a realizar seis de los siete días de la semana.

✧ Diez minutos de la meditación del tesoro del placer (véase página 193; audio 5) a realizar seis de los siete días de la semana siguiente (idealmente en un momento del día diferente al del escáner corporal). También es posible hacer meditaciones extras, como la meditación del ancla de la respiración, inmediatamente antes de la meditación del tesoro del placer, para contribuir así a asentar la mente.

✧ Seguir determinando tus líneas de referencia (véanse páginas 199-203).

✧ Liberador de hábitos: escribir diez cosas positivas (véase página 205).

Recablear el cerebro

Entender el sesgo que nos inclina hacia las cosas negativas es el primer paso necesario para reequilibrarnos. El siguiente paso consiste en desactivar las redes cerebrales que sostienen ese sesgo y que generan, en última instancia, un dolor y un sufrimiento innecesarios. Y, en la medida en que esas redes comienzan a ser menos activas, puedes empezar a fortalecer los circuitos cerebrales destinados a registrar y valorar los placeres de la vida. Este reequilibrio te ayudará a ver mejor, actuar con más eficacia y a que las vicisitudes de la vida no te afecten y te distraigan tanto. También creará una sensación de sosiego y apertura de corazón, el mismo amor cálido y hormigueante por la vida que probablemente experimentabas de joven. Y, en la medida en que esta sensación de calma tranquila se asienta, tu dolor y sufrimiento irán apaciguándose, al tiempo que se disolverán los sentimientos de ansiedad, estrés, infelicidad y agotamiento.

Este reequilibrio se logra dirigiendo una atención consciente a los pequeños placeres de la vida cotidiana. Para ello, te invitamos a practicar la meditación del tesoro del placer y a tratar de llevar luego como mejor puedas, al resto de tu vida cotidiana, esta cualidad de conciencia de corazón abierto. Trata de recordar durante la próxima semana que necesitarás un tiempo para concentrar tu atención en las experiencias agradables y que el placer arraigue en tu mente. También puede ser de utilidad dirigir tu atención hacia los diferentes aspectos de la misma experiencia. Si, por ejemplo, estás prestando atención al hecho de comer, no te concentres exclusivamente en el sabor, sino que procura observar también los diferentes aromas y texturas. Expresa asimismo lo que sientes, toma buena nota mental de ello e intenta digerirlo hasta acabar asimilándolo.

Aunque todo esto parezca un tanto «vago», lo cierto es que está basado en los últimos descubrimientos realizados por la neurociencia. El psicólogo canadiense Donald Hebb, dijo: «Las neuronas que se disparan juntas acaban conectándose». Al concentrarte, de este modo, en el placer, estás invitando a «conectarse» a las distintas áreas de tu cerebro que registran y fortalecen las sensaciones de felicidad y de placer. Prueba de ello es la elevada «plasticidad» del cerebro, uno de los grandes descubrimientos realizados en los últimos años, lo que significa que continuamente está adaptando y modificando su arquitectura. No estamos condenados al cerebro que nos ha tocado en suerte, sino que, gracias al mindfulness, podemos perfeccionarlo. Según el psicólogo Paul Gilbert, a diario producimos, gracias a un proceso denominado «neurogénesis», nuevas células cerebrales (posiblemente unas 5.000).[2] Esto demuestra una vez más lo activo y plástico que es el cerebro humano. De modo que, si nuestro cerebro está en continuo cambio y adaptación, también podemos dirigirlo en una dirección más adecuada. Es precisamente por ello que la práctica del mindfulness se ha comparado a una especie de autocirugía cerebral.

Quizás te preguntes por qué la semana pasada aprendiste a acercarte a tu dolor antes de dirigirte esta semana hacia el placer. ¿No bastaría simplemente con buscar el placer y bloquear el dolor? Esta es una idea atractiva, pero, cuando te resistes y cierras a las experiencias desagradables, también haces lo mismo con toda una franja de sensibilidad que incluye la capacidad de percibir las cosas agradables, positivas y hermosas de la vida. ¿No te has dado cuenta de que, cuando bloqueas el dolor, te resulta difícil emocionarte al contemplar una hermosa puesta del sol? ¿No has visto lo difícil que te resulta entonces permanecer abierto y receptivo ante un ser querido o conmoverte con una música hermosa? Es como si, de ese modo, amputases una parte de ti y solo estuvieses vivo a medias, lo que mal contribuye a una vida satisfactoria y gratificante. Por ello conviene, antes de tratar de abrirnos a la belleza y el amor, aflojar nuestra resistencia al dolor y abrir nuestra sensibilidad y receptividad. Este es un aspecto muy importante de la práctica del mindfulness que nos permite permanecer completamente vivos y despiertos ante toda experiencia.

Es una buena idea llevar a cabo la meditación mientras escuchas la correspondiente pista de audio. Quizás, en este estadio del

programa estés en condiciones de experimentar la meditación sin
guía. Trata de hacerlo así, utilizando los primeros días la grabación
para familiarizarte con la práctica. También te recomendamos ampliar la duración de cada meditación permaneciendo sentando o re-
costado en silencio un tiempo después de que hayan terminado las
indicaciones.

LA MEDITACIÓN DEL TESORO DEL PLACER

Esta meditación (audio 5) te ayudará a restablecer el contacto
con los aspectos agradables de la vida cotidiana.

Preparación

Colócate en la postura en la que habitualmente medites, ya sea
sentado, acostado o en cualquier otra postura que te permita estar, durante toda la práctica, lo más cómodo posible.

Asiéntate en la gravedad y deja que tu cuerpo descanse en el
suelo, la cama o la silla. Regresa una y otra vez a la sensación de tu
cuerpo descansando en el suelo.

Meditación

Permite, mientras tu cuerpo descansa en la gravedad, que tu conciencia se concentre en los movimientos y sensaciones de la respiración en todo el cuerpo. Deja que tu cuerpo se vea acunado
y mecido por la respiración natural que se expande al inspirar y se
contrae al espirar.

Asegúrate de abrirte, en la medida de lo posible, a todas tus
experiencias (mentales, emocionales y físicas), centrándote especialmente en las resistencias. ¿Hay aspectos de tu experiencia a los

que te resistas o de los que te alejes? Admite amablemente esto, si ese es el caso, e incluye luego de forma gradual esos elementos en una conciencia amplia y abierta, dejando que todo se vea acunado y mecido por una respiración amable y bondadosa.

Y ahora, despierto a todas tus experiencias con una conciencia amable, inclusiva y receptiva y manteniendo tu foco centrado en el cuerpo y los sentidos, empieza a prestar una atención concreta a cualquier sensación agradable o placentera. ¿Qué es lo que adviertes? Quizás veas que tus manos están relajadas y esto te resulte placentero. Quizás tu vientre este suelto y esto te resulte placentero. Quizás tu rostro esté relajado y esto te resulte placentero. Dirige una atención amable y bondadosa a tu conciencia mientras aprendes a prestar atención tanto a las experiencias más sutiles y tranquilas como a las más intensas. Quizás, a primera vista, no adviertas nada placentero en tu experiencia, pero, en la medida en que profundices en tu conciencia y conectes con experiencias más sutiles, acabes descubriendo, en tu experiencia global, dimensiones más agradables de lo que antes creías.

Quizás cuando, en lugar de quedarte atrapado en un estado de deseo de que la experiencia sea diferente, aprendas a vivir y aceptar amablemente tu experiencia, experimentes una sensación placentera de liberación emocional. Tu experiencia es la que es en cada momento y puede resultar muy liberador relajarte y no enfrentarte y pelear con la vida.

¿Y qué ocurre con los sonidos? Quizás haya un sonido agradable dentro o fuera de la habitación o tal vez te encuentres en un lugar muy silencioso que te resulte placentero. Deja que los sonidos lleguen a ti y admítelos en tu experiencia del momento presente. Y no dejes, en el caso de que no adviertas sonido placentero alguno, que tu conciencia escape por la ventana en busca de algún sonido, sino que deja que sean estos los que lleguen a tu cuerpo y tus oídos.

Descansa un tiempo en la conciencia amplia y abierta, dejando que todo lo que te resulta agradable aparezca y desaparezca, disfrutándolo, valorándolo y descansando en ello, mientras permaneces abierto a su naturaleza fluida y cambiante.

No es necesario, si te resulta difícil encontrar algo placentero, que te preocupes ni te juzgues, simplemente mira si puedes cultivar una conciencia amable que acepte a tu experiencia, sea esta la que sea. Es importante recordar que no se trata, durante este práctica meditativa, de advertir experiencias muy fuertes y dominantes, sino de aprender a buscar experiencias más sutiles. Y las experiencias agradables con las que, en tal caso, conectes, pueden parecer muy ordinarias, como una ausencia de hambre o un pequeño hormigueo en alguna parte del cuerpo. Pero es importante aprender a reconocer esto, valorarlo y disfrutarlo.

¿Qué ocurre ahora? ¿Descubres acaso dimensiones placenteras presentes en las que descansar? No olvides, en el caso de que descubras que tu mente está divagando, que esto es muy normal. Eso es, precisamente, lo que hace la mente. Cada momento en el que te das cuenta de que estás divagando es un momento mágico, un momento para estar despierto. Valora, cuando se presentan, los momentos de despertar del ensueño en los que te des cuenta de que estabas despistado, y comprométete luego con la práctica del tesoro del placer.

Conclusión

Expande ahora tu conciencia hasta llegar a incluir el peso de tu cuerpo, la forma de tu cuerpo, la respiración en tu cuerpo, los sonidos y los olores. Empieza luego a mover poco a poco el cuerpo

> y abre los ojos. Mira si puedes llevar gradualmente esta conciencia que valora lo agradable y lo hermoso mientras retomas amable y lentamente tus actividades cotidianas. Dedica el tiempo que sea necesario a realizar la transición que te lleva de la meditación a la vida cotidiana, permaneciendo quizás sentado unos minutos para absorber tu experiencia.

Cirugía cerebral

Una reacción inicial muy habitual a la práctica de esta semana es la acuciante preocupación de que no hay en tu vida nada positivo en lo que concentrarte. Y, aunque esto sea algo comprensible, lo cierto es que siempre puedes encontrar algo agradable. Quizás se trate del sonido de una voz querida, de tu comida favorita, de una obra musical olvidada hace mucho tiempo, del olor de la hierba recién cortada, de la sensación del sol en tu piel o del sonido del viento en los árboles. Aún no hemos encontrado a nadie que, si lo busca conscientemente, no encuentre algo agradable en su vida.

Esto es algo que Maytreyabandhu expresa muy hermosamente en uno de sus poemas cuando dice:

> *Nada me impide escuchar*
> *el canto de este tordo tras el granero,*
> *a lo lejos y más allá del césped,*
> *un sonido que resuena como el eco de una campana.*
> *Haya lo que haya, también está esto.*[3]

Craig era un escéptico: «Hace unos años me hallaba sumido en el lecho del dolor en el hospital cuando me quedé perplejo al escuchar a mi profesor de mindfulness pedirme que me concentrara en algo agradable. "¿Pero qué dice este hombre? –pensé–. ¿No se da cuenta de que estoy en un hospital?" Tan abatido estaba que no encontraba nada agradable en el hecho de estar en el pabellón de ortopedia recuperándome de un accidente de motocicleta.

»Pese a ello, sin embargo, lo intenté. Y, cuando eché un vistazo a mi experiencia en busca de algo agradable, me asombró descubrir lo placentero que resultaba el hecho de estar acostado sobre sábanas recién lavadas. Se trataba de una experiencia sumamente placentera y pasé mucho tiempo saboreándola. Me concentré en la textura de la sábanas, el olor de la ropa y la suavidad con la que mi piel se deslizaba sobre ellas. Era muy agradable advertir esas cosas y admitirlas en mi conciencia. La meditación transformó mi experiencia y me ayudó a sustraerme al influjo del sufrimiento».

Igual de difícil es descubrir algo agradable cuando la vida parece estar conspirando contra ti. Si estás postrado, deprimido, exhausto o sufriendo, la simple idea de buscar cualquier tipo de felicidad puede parecer desalentadora, por decirlo suavemente. En tales circunstancias, la motivación puede ser todo un problema. Y ello es así porque los «objetivos» de la meditación del tesoro del placer parecen ir en contra de la corriente de tu experiencia. Trata de recordar, si ese es tu caso, que el mindfulness carece de objetivos. Muy al contrario, se asemeja a una exploración. Descubres lo que descubres. Eso es todo. Pese a ello, sin embargo, te darás cuenta de que, si abres tu mente a la *posibilidad* de lo agradable, acabarás encontrándolo. Solo parece elusivo porque lo eclipsa el sesgo de negatividad del que antes hablábamos. El placer siempre está ahí, esperando a ser descubierto.

Sin embargo, cuando la vida se te escapa de las manos, la falta de motivación puede ser todo un problema. Celine, una profesora de esquí de Chamonix (Francia), nos contó que en cierta ocasión su hija de ocho meses se despertó en mitad de la noche y se negó a ir a dormir hasta las cuatro de la mañana. Esta es una situación que puede ser difícil para cualquier padre, pero Celine estaba recuperándose de un accidente de esquí que la había dejado con una dolorosa tendinitis en rodillas y codos. Y, para empeorar las cosas más todavía, acababa de separarse de una pareja con la que llevaba viviendo seis años.

«Mi hija estaba llorando y nada de lo que yo hacía la tranquilizaba. Era una situación muy frustrante y yo estaba exhausta. Traté de relajarme en esos sentimientos, pero el mindfulness se escapó por la ventana. A las dos de la mañana, me hallaba sumida en el caos y el llanto y no sabía qué hacer con mi hija. Necesitaba a mi ex más que nunca, pero él acababa de irse con otra.

»A la mañana siguiente, mis niveles de dolor eran muy altos y estaba muy irritable. Pensé en hacer una meditación del tesoro del placer de diez minutos para tranquilizarme, pero, apenas me acosté, mi hija Amelie reclamó toda mi atención, tirando de mí y lanzándome cosas. Esto sucedió en el momento en que las instrucciones guiadas dicen: "Busca sensaciones agradables". "¿Ahora? –me dije– ¿Cómo voy a encontrar ahora algo agradable en mi vida?" Y, cuando más imposible me parecía esa propuesta, sentí los deditos de mi hija tocándome. ¿Podía haber algo más agradable –me pregunté– que el contacto con los deditos de mi hija? Entonces fue cuando su presencia, irritante hasta ese momento, acabó revelándome un universo de sensaciones placenteras.»

Cuando Celine llegó a esa encrucijada que todos atravesamos varias veces al día, decidió dejar de resistirse a la situación y empezó a aceptarla. Pero eso le resultó muy difícil porque, después de todo, estaba muy cansada e irritable. Entonces se dio cuenta de que estaba atrapada en el sufrimiento secundario y podía liberarse.

«El sufrimiento primario decía "estoy cansada y dolorida" y, con él, no podía hacer nada. Pero el sufrimiento secundario era mi irritación: odiaba a mi ex, quería que mi hijita estuviera quieta, quería dormir, quería esto, quería aquello y quería lo de más allá. Y cuando, al cabo de un rato, solté la resistencia que estaba provocando mi sufrimiento secundario, el contacto de las manos de mi hijita dejó de ser irritante y se convirtió en algo agradable y relajante. Fue una transformación espectacular derivada del simple hecho de haber cambiado mis pensamientos, una transformación que renovó mi presente y lo llenó de pequeñas experiencias agradables. Sentía la irritación, la identificaba como una resistencia y acababa soltándola, un proceso que desembocaba en una experiencia placentera. Estaba muy agradecida por haber podido transformar en un día muy hermoso otro que había empezado pésimamente.»

El programa adaptado a tu caso: consolida tus líneas de referencia

La semana pasada te propusimos determinar tus líneas de referencia. Así, por más que tus síntomas cambien de un día a otro, has identificado, para cada actividad, una línea de referencia que te permite establecer un ritmo estable y no acentúe tus dificultades.

Esta semana te pediremos que ajustes con más detalle tus líneas de referencia. Probablemente, hayas descubierto que algunas actividades las terminas muy pronto, mientras que, para realizar otras, necesitas más tiempo. Esta semana te pediremos que equilibres estas diferencias haciendo conscientemente un par de cosas.

Mantén, para comenzar, el nivel (tanto en duración como en intensidad) de las actividades que puedes realizar fácilmente sin intensificar ninguno de los síntomas (ya tendrás tiempo más adelante, si quieres, para cambiarlo). En segundo lugar, reduce un poco la duración de las actividades que provocan un resurgimiento de los síntomas. Redúcelas hasta el 80% de la línea de referencia de partida (véanse páginas 175-178 para recordar rápidamente el modo de hacerlo). No te avergüences de bajar el listón del punto de partida, porque el objetivo de este ejercicio consiste en establecer un ritmo atento que te resulte sostenible y del que puedas disfrutar, de modo que prepárate para asumirlo con una actitud amable y lúdica.

El arte de este tipo de programa consiste en saber cuándo ha llegado el momento de darte un respiro y descansar. Quizás esto te parezca contraintuitivo, porque tenemos la tendencia a seguir con una actividad hasta concluirla o hasta que el dolor, el agotamiento o el estrés no obliguen a detenernos. Pero si antes de llegar al punto límite haces un alto, descubrirás que la vida es mas agradable de lo que creías y también llegarás mucho más lejos. En cierto modo, estás aprendiendo a tener las pilas lo suficientemente cargadas en cualquier momento para no quedarte sin energía cuando más la necesites.

Pero no siempre es fácil, pese a nuestras mejores intenciones, adaptar el programa a nuestra vida cotidiana. Esto fue algo que Allan descubrió por sí mismo. Él estaba ansioso por retomar su trabajo como geólogo en una empresa petrolífera. Llevaba enfermo tres meses después de un accidente con una bicicleta de montaña y sentía que su carrera estaba escapándosele. A un día de volver al trabajo tenía una lista tan larga de cosas que hacer que no podía encontrar el momento adecuado de hacer una pausa. No tenía ningún problema en incluir la meditación cotidiana en su programa de actividades diarias, pero le resultaba imposible hacer una pausa. Y entonces se dio cuenta de que, como no *creara* un tiempo para él, nunca lo *tendría*.

«Sé que es muy importante, pero odio hacer un alto –dijo Allan–, sencillamente no quiero hacerlo. No obstante, cada vez tengo más claro que los días en que no he dedicado un tiempo a detenerme, especialmente los días muy atareados, me siento estresado y dolorido. Por ello soy cada vez más consciente de la necesidad de detenerme y hacer las pausas que necesite. Tengo que hacerlo, sin condiciones ni excusa alguna.

»Poco a poco estoy aprendiendo a tomar decisiones sabias, priorizar las actividades de mi vida cotidiana y asegurarme de tener tiempo para cobrar conciencia de mi cuerpo y de mi respiración. A veces se trata de dedicar unos instantes repartidos a lo largo del día y, otras, de asegurarme de hacer las pausas adecuadas. Este último es el modo que me parece más adecuado. Estas pausas resultan más importantes que mi programa de trabajo. Sé muy bien que tengo que hacer ciertas cosas, pero la verdad es que, si me olvido de hacerlas, no puedo disfrutar de mi trabajo ni de mi vida. En caso contrario, sin embargo, al no estar tan estresado, soy mucho más eficaz. En cierta ocasión leí que el estrés nos impedía priorizar las cosas y esa es, ciertamente, mi experiencia. Si no voy, pues, con cuidado, acabo convirtiéndome en un pollo sin cabeza. Ahora que mi mente no está tan enturbiada por el dolor y he reducido la dosis de calmantes, puedo tomar mejores decisiones estratégicas en mi trabajo.»

Este programa, en muchos sentidos, te enseña a adaptarte a la vida. Y, si puedes dar un paso atento hacia atrás, descubrirás que hay muchos modos de hacerlo. A menudo, esto ocurre de manera inesperada. Frank lo aprendió mientras estaba acompañando a su padre enfermo, que sufría de Alzheimer, a caminar por el parque. Cada diez minutos se detenía y decía algo así como: «¡Vaya! ¡Mira qué paisaje más hermoso se divisa desde aquí!». Y eso no solo le daba un breve respiro para cobrar conciencia de sí mismo y de su entorno, sino que también le permitía aflojar su reacción al dolor de cuello y de espalda, lo que, a su vez, le hacía más cuidadoso y compasivo con su padre y le ayudaba a enfrentarse con más ecuanimidad al estrés de su vida.

Tess aprendió algo parecido descansando en varios bancos del parque mientras paseaba a su perro *Tiffin*. En lugar de correr, descubrió que, yendo más despacio, podía disfrutar de la belleza del mundo que la rodeaba, con lo cual volvía a casa mucho más feliz y menos estresada.

Hay veces en que uno se enfrenta al estrés de manera muy estricta. Procura no incurrir en ese error. El sufrimiento no tiene ningún sentido, como tampoco lo tiene colocar la línea de referencia a un nivel más elevado de la cuenta. Recuerda estos listones no son palos con los que golpearte, sino apoyos para aumentar tu conciencia y libertad. No temas tampoco utilizar el sentido común para buscar otras formas de controlar tu vida. Si descubres una solución física a tu dolor no temas utilizarla. Steff, por ejemplo, descubrió que utilizar un tablero inclinado como escritorio reducía espectacularmente su sufrimiento. Experimenta con tu entorno del mismo modo en que lo haces contigo. Prueba con diferentes sillas, cojines, colchones, teclados, tazas y cacerolas..., la lista es interminable; trata de subir a pie en lugar de tomar el ascensor (o viceversa) o mira lo que ocurre cuando, en lugar de ir en coche, tomas el tren o el autobús. Como no es fácil adivinar lo que puede liberarte del sufrimiento, la experimentación resulta clave.

Procura permanecer lo más atento posible mientras te tomas un respiro, porque quizás aparezca una comprensión insospechada que reduzca espectacularmente tu dolor. Reina, por ejemplo, se dio cuenta de que sentarse en el sofá delante del televisor empeoraba su dolor. No ocurría de inmediato porque, aunque empezaba sentándose bien, a los pocos minutos, ya estaba medio acostada. Cuando se dio cuenta de que el problema se debía a sentarse en medio del sofá, que era la parte más blanda y se hundía bajo su peso, decidió sentarse en las partes más duras, con lo cual se liberó de gran parte del dolor que experimentaba al caer la noche. «Fue así de sencillo», concluyó.

Reina también advirtió que, cuando le dolía la parte izquierda del cuerpo, tenía esa zona mucho más tensa y sujetaba con más fuerza las cosas con esa mano. También se dio cuenta de que entonces sujetaba el volante con más fuerza con la mano izquierda y de que lo mismo pasaba cuando se peinaba o levantaba una taza de té o de café, una tensión extra que intensificaba su dolor. Y también se dio cuenta de que, cuando tenía dolor, su respiración era más tensa e inhibida. Todas estas cosas fueron para ella una auténtica revelación, y gradualmente fue dándose cuenta del extraordinario efecto que tenía combinar los periodos de reposo con la conciencia del cuerpo y de la respiración, tanto durante la meditación formal como en la vida cotidiana. Hoy en día, después de un par de años de practicar mindfulness, su dolor ha experimentado un considerable alivio. Y, cuando regresa, sabe cuál ha sido la causa, porque es consciente del modo en que el estrés tensa su cuerpo y su respiración, lo que no hace más que intensificar su dolor. En tales casos, Reina se toma un descanso, se tranquiliza compasivamente, hace un escáner corporal, cobra conciencia de la respiración, observa con atención el modo en que se mueve y elige con más cuidado la postura en que se sienta. Y, cuando lo hace, su dolor empieza gradualmente a disolverse.

COMPARACIONES PELIGROSAS

Emily ha vivido con un dolor y graves migrañas desde el día en que cayó de bruces mientras bajaba corriendo las escaleras para coger el tren, añadiendo al impacto de la caída el peso de su mochila. Desde ese momento ha luchado con la ira y la depresión. También le ha quedado la profunda sensación de frustración de que el dolor le impide llevar la vida que le gustaría. En un reciente retiro de

Respira Vida Breathworks, Emily habló del periplo por el que estaba atravesando y del modo en que se atormentaba comparando su vida con la fantasía ideal que imaginaba, aparentemente cercana, pero siempre lejos de su alcance. Ahora se daba cuenta de que esa comparación continua con su vida ideal y con la vida de los demás le resultaba mucho más dolorosa que el dolor provocado por su lesión. También se dio cuenta de que, cuando se comparaba con los demás, siempre proyectaba en ellos la perfección cuando todo el mundo, pensándolo bien, tiene sus propias dificultades. Se comparaba con personas imaginarias que reunían cualidades pertenecientes a diferentes personas, cuando, en realidad, nadie es tan exitoso, feliz o perfecto. Era, en este sentido, una víctima de lo que los psicólogos denominan «comparación ascendente», pues siempre anhelaba un estilo de vida que era mejor que su realidad.

Entonces fue cuando dejó de verse dominada por las fantasías y las experiencias desagradables y empezó a dedicar tiempo a concentrarse en las experiencias agradables.

Esta es una de sus listas, escrita en primavera: «plumas iridiscentes de gorrión, permanecer tranquila en medio de la agitación, el reflejo de la luz sobre el tejado de la estación de York, rayos de sol atravesando las nubes, campos arados, los primeros narcisos, mirar fotografías, tomar el sol junto a una piscina, abrazos de la familia, una buena comida, té chai, velas, el peso de mi cuerpo relajándose en el suelo, el resplandor de la luz del sol en la pared, cojines de colores, pétalos de orquídea, brillantes pétalos de rosas amarillas a punto de caer, ver amigos, el olor de la madera recién cortada, el ruido del tráfico en la distancia y el canto de los pájaros».

Esas cosas, pequeñas pero no, por ello, menos hermosas, pueden acabar transformando tu vida.

Liberador de hábitos:
escribir diez cosas positivas

Nuestra vida suele estar tan llena de «ocupaciones» que a menudo nos resulta difícil advertir las cosas positivas. Y las cosas que nos hacen felices suelen ser cosas pequeñas (cosas como el aroma de café recién molido, la risa de un ser querido o la sensación de la ropa limpia sobre la piel), cosas aparentemente insignificantes que se nos escapan sin que nos demos cuenta.

Trata, para contrarrestar esta tendencia –como hizo Emily en el caso recién mencionado–, de reconocer las pequeñas cosas de la vida cotidiana que te hacen feliz. Y, cuando seas consciente de ellas, detente un momento y déjate impregnar por el placer de la experiencia. Toma nota conscientemente luego, al finalizar el día, de diez cosas, al menos, que te hayan proporcionado placer o te hayan hecho feliz. No tienen que ser cosas grandes y espectaculares, y pueden ser incluso tan nimias como un rayo de sol atravesando la ventana, el placer de hablar con un amigo, el canto de los pájaros, la sensación de haber hecho un buen trabajo o el sencillo placer de sentir la respiración en el cuerpo.

Es importante que no te limites a cuatro o cinco anotaciones y que prosigas hasta enumerar diez cosas. Este es el objetivo explícito del ejercicio, cobrar conciencia de las experiencias que habitualmente nos pasan inadvertidas. También está bien escribir varias veces las cosas que a diario se repitan. El objetivo no consiste en hacer una lista exhaustiva, sino en recordar y anotar las experiencias agradables. Conserva esta lista durante un tiempo porque quizás, más adelante, te resulte útil.

A veces se dice que «nos convertimos en aquello en lo que moramos», de modo que, morando en los aspectos agradables y placenteros de la vida y aprendiendo a valorarlos y prestarles toda nuestra atención, acabamos convirtiéndonos en personas que valoran las facetas bondadosas y agradables de nuestra existencia. Esto es algo que nos ayudará a dejar gradualmente a un lado nuestra batalla con el dolor, la enfermedad y el estrés. Quizás entonces puedas sentirte como el árbol que, despojándose de sus hojas caducas, se prepara para el regreso de la primavera.

9. Semana 6:
La tierna gravedad de la bondad[1]

Era un fresco día de otoño en las Grandes Montañas Humeantes. Un grupo de niños cheroquis se habían congregado, curiosos y emocionados, en torno a un anciano. Horas antes, había estallado una pelea entre dos hombres del poblado y habían llamado al anciano para que dirimiera la controversia. Los niños estaban muy interesados en enterarse de lo que diría el anciano.

–¿Por qué se pelea la gente? –preguntó el más pequeño de todos.

–En nuestro interior –respondió el anciano– hay dos lobos que continuamente están peleando.

–¿También dentro de nosotros? –preguntó entonces otro niño.

–Sí –replicó el anciano–, dentro de *todos* nosotros. Un lobo blanco y un lobo gris. El lobo gris está lleno de ira, miedo, rencor, envidia, celos, codicia y arrogancia. El lobo blanco está lleno de amor, paz, esperanza, valor, humildad, compasión y fe. Y los dos se pelean de continuo.

–¿Y cuál de ellos gana? –preguntó entonces otro niño.

–El lobo al que alimentamos –concluyó el anciano.

¿Qué lobo alimentas en tu corazón mientras lees esto, el lobo blanco que alivia tu sufrimiento o el lobo gris que consume tu energía e intensifica tu dolor?

Es muy natural que, cuando experimentes dolor y sufrimiento, te enfades con las injusticias que se han cometido contigo. El miedo puede empezar a roer tu alma. Los recuerdos de color rosa pueden teñirse de amargura en la medida en que evoquen un tiempo más sano y feliz. Uno puede acabar envidiando a personas que parecen tener vidas más sencillas. Y, si bien todo esto es perfectamente natural, el «lobo gris», en tanto que principal motor del sufrimiento secundario, puede arruinar rápidamente tu vida. Es, hablando en términos generales, el sesgo de la negatividad. Y, si bien esto resulta lamentable, también genera problemas mucho más profundos, porque ese tipo de estados mentales puede obstaculizar la curación del cuerpo. Esto se debe a que la tensión creada por el «lobo gris» amortigua el sistema inmunológico, mermando la capacidad de sanar de nuestro cuerpo. Y ello, al impedir la liberación de los analgésicos naturales del cuerpo, intensifica más el sufrimiento.

Todos estamos familiarizados con el mantra «la supervivencia de los más aptos». Tanto es así que damos por sentado que esta es una visión completamente exacta de la realidad. Lo que no es tan conocido, sin embargo, es que «la supervivencia de los más aptos» es una descripción igualmente exacta del modo en que funciona la evolución.[2] Para entender esto, es necesario ahondar un poco en los orígenes de sesgo de negatividad del cerebro del que hemos hablado en el capítulo anterior. Este, como se recordará, se ve impulsado por la necesidad de sobrevivir, una necesidad que se cumple mejor siendo cauteloso, es decir, evitando los «palos» de la vida, lo que se conoce como «sistema de evitación». Otro aspecto de nuestro instinto de supervivencia es el impulso que nos lleva a buscar nuevas oportunidades y recursos, las «zanahorias» de la vida, por así decirlo, el llamado «sistema de logro». Ambas fuerzas impulsoras garantizaron que solo sobrevivieran los más astutos y adaptables de nuestros antepasados. Pero también hay una tercera faceta de nuestro instinto de supervivencia que gobierna el modo en que nos acercamos al mundo, a la que se conoce como el «sistema de calma y satisfacción».[3] Y es que, cuando ya no tenemos la necesidad de defendernos constantemente del peligro y los recursos son lo suficientemente abundantes como para no tener que luchar por la supervivencia, sentimos una satisfacción profunda y agradable. Entonces nos sentimos internamente «tranquilos», calmados, contentos y en paz. Este es un indicio de que estamos conectados con nuestro entorno y satisfechos con el modo en que las cosas son. Y, cuando nos sentimos seguros, tenemos la confianza suficiente para mirar más allá de las necesidades inmediatas de supervivencia y vivir de un modo más acorde y armonioso con las personas que nos rodean. Entonces podemos ser más amables con nosotros y con los demás, lo que alienta los vínculos sociales que nos animan a cooperar, en lugar de competir. Esta cooperación resultó fundamental para nuestros ancestros, porque los que eran amables y trabajaban juntos sobrevivieron mejor que aquellos que se movían aisladamente y eran más conflictivos. De ahí la expresión «supervivencia de los más amables». Este sistema de cuidado y satisfacción es igualmente importante en el mundo moderno, porque nos ayuda a lograr una sensación de «equilibrio» emocional que expande de forma progresiva nuestra visión y nos proporciona una perspectiva más amplia. Esta paz interior y esta sensación de perspectiva es muy diferente de la experiencia de muchos de nosotros en el mundo moderno. Puede parecer un rasgo algo «blando» o un signo de debilidad, pero, a largo plazo, tiene un gran poder sobre el cuerpo, porque está íntimamente ligado a la salud y el bienestar.

El sistema de cuidado se halla gobernado por la oxitocina (la llamada «hormona del amor») y un tipo de sustancias conocidas como endorfinas. La oxitocina crea sentimientos «amorosos» de satisfacción y seguridad y se produce cuando la mujer da a luz y cuando los niños se ven besados o abrazados. También se libera cuando otra persona nos acaricia o nos sentimos queridos y cuidados. La oxitocina genera una sensación de comunidad, pertenencia, amor y seguridad, un efecto que se ve complementado por las endorfinas (los calmantes naturales del cuerpo), que actúan de manera parecida a como lo hacen opiáceos como la morfina y la codeína. El cuerpo también se ve inundado de endorfinas después de un accidente o de una lesión, porque son capaces de amortiguar un dolor sustancial y actúan también como calmantes generando sentimientos de felicidad y satisfacción tranquila.

Este sistema de calma y satisfacción nos hace sentir mejor y alienta la salud y la sanación. Su activación avisa al cuerpo de que ya ha llegado el momento de empezar a dedicar sus recursos al restablecimiento de la salud, alentando así la sanación. Su efecto es opuesto al de las hormonas del estrés, que, al amortiguar el funcionamiento del sistema inmunitario y suspender el proceso de autorreparación, permiten que el cuerpo concentre sus recursos en las necesidades inmediatas de supervivencia y de lucha o huida del peligro.

El sistema de calma y satisfacción está, pues, íntimamente ligado a la bondad, el afecto y la compasión. Las emociones del tipo «lobo blanco» movilizan, a su vez, al sistema de calma y liberan más oxitocina y endorfinas en un ciclo positivo y autorreforzador que se opone al círculo vicioso que, con sus sensaciones asociadas de ansiedad, estrés, depresión y agotamiento, impulsa el dolor y el sufrimiento.

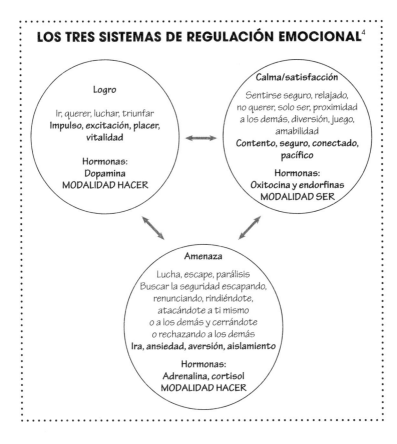

LOS TRES SISTEMAS DE REGULACIÓN EMOCIONAL[4]

Logro

Ir, querer, luchar, triunfar
**Impulso, excitación, placer,
vitalidad**

Hormonas:
**Dopamina
MODALIDAD HACER**

Calma/satisfacción

Sentirse seguro, relajado,
no querer, solo ser, proximidad
a los demás, diversión, juego,
amabilidad
**Contento, seguro, conectado,
pacífico**

Hormonas:
**Oxitocina y endorfinas
MODALIDAD SER**

Amenaza

Lucha, escape, parálisis
Buscar la seguridad escapando,
renunciando, rindiéndote,
atacándote a ti mismo
o a los demás y cerrándote
o rechazando a los demás
Ira, ansiedad, aversión, aislamiento

Hormonas:
**Adrenalina, cortisol
MODALIDAD HACER**

Hay que recordar que estos tres sistemas de regulación son necesarios para la supervivencia, la salud óptima y el bienestar. Los problemas solo se presentan cuando perdemos el equilibrio que debe existir entre ellos, cosa que puede suceder en casos de dolor crónico, enfermedad o estrés prolongado. Cuando, por ejemplo, se sobreactiva el sistema de evitación de las amenazas, podemos caer en las modalidades de lucha o huida, resistiéndonos a nuestras experiencias y desesperándonos cada vez más. Cuando el que se sobreactiva es el sistema de logro, podemos comportarnos brutalmente y buscar distracciones mientras nos tornamos cada vez más estresados y deprimidos. Ambos sistemas están ligados a la modalidad hacer. Pero esto también implica la infraactivación del sistema de calma y satisfacción, el mismo sistema que, debido a su importancia para alentar la salud y el bienestar global, tenemos que alentar. El programa de mindfulness para la salud moviliza este sistema gracias al cultivo deliberado de la bondad y la compasión, y contribuye también al cultivo de la modalidad «ser», con todos los beneficios adicionales que ello implica.

La investigación clínica está empezando a demostrar lo poderosos que pueden ser los sentimientos de bondad, compasión y amor. Los estudios realizados al respecto demuestran que las personas que puntúan bajo en mindfulness y tienen dificultades en tratarse amable y compasivamente a sí mismas sufren dolores mucho más intensos y tienen una salud física y mental global también más pobre.[5] Las investigaciones realizadas en el Facultad de Medicina de la Universidad de Duke de Estados Unidos han puesto de relieve que el simple hecho de cultivar la «bondad amorosa» reduce sustancialmente el dolor.[6] Otro estudio, realizado en la Universidad de Emory, también de Estados Unidos, demuestra que el mindfulness reduce la inflamación (especialmente importante en el caso de enfermedades como la artritis) y estimula el funcionamiento del sistema inmunitario.[7,8] Son muchos los beneficios que acompañan al hecho de tratarse a uno mismo de manera más bondadosa y compasiva. Investigaciones realizadas en el Facultad de Medicina de la Universidad de Duke han descubierto que las personas que más aceptan su enfermedad –es decir, las personas más compasivas consigo mismas– experimentan mucho menos dolor mental y físico. También han descubierto que la «incapacitación provocada por el dolor» –es decir, el grado en el que el dolor interfiere en la vida– es mucho menor en las personas que más se aceptan a sí mismos.[9] Toda esta evidencia se suma a la riqueza de datos clínicos que ponen de relieve los beneficios del mindfulness sobre la salud y el bienestar general mental y físico.

Quizás lo más sorprendente de todo sea que estos efectos beneficiosos pueden empezar a verse tras ocho minutos solo de un tipo concreto de meditación al que, en breve, volveremos.[10]

PRÁCTICAS PARA LA SEMANA 6

✧ Diez minutos de la meditación del ancla de la respiración (véase página 117, audio n° 2) a realizar seis de los siete días de la siguiente semana.

✧ Diez minutos de la meditación del corazón abierto (véase página 215; audio 6) a realizar seis de los siete días de la siguiente semana (idealmente en un momento diferente al de la meditación del ancla de la respiración). También es posible hacer meditaciones extras como, por ejemplo, el escáner corporal, inmediatamente antes de la meditación corazón abierto, para contribuir así a asentar nuestra mente.

✧ Continuar estableciendo tus líneas de referencia (véanse páginas 199-203).

✧ Liberador de hábitos: detenerse para mirar y escuchar (véase página 225).

El cultivo de una visión compasiva de la vida

Un elemento fundamental de esta cuestión ha girado, hasta el momento, en torno al desarrollo de la habilidad clave de la atención plena que consiste en concentrar la mente en una experiencia a la vez. Esto es algo que se conoce como «conciencia focalizada» y que tranquiliza y estabiliza la mente reduciendo la ansiedad, el estrés, la depresión y el sufrimiento secundario. Durante la semana 4 también has aprendido a acercarte a tu experiencia con una actitud autocompasiva [en el sentido positivo del término como compasión hacia uno mismo]. Esta forma de «relajación» te ha enseñado a aceptar las sensaciones de dolor cambiantes sin añadir automáticamente capas adicionales de sufrimiento y estrés. Durante la semana 5 has aprendido a identificar las experiencias agradables y placenteras de la vida, lo que te ayuda a empezar a vivir de nuevo plenamente.

Esta semana profundizaremos en un segundo elemento clave del mindfulness conocido como «conciencia abierta»,[11] un tipo de atención que se cultiva observando el modo en que la experiencia de la vida cambia de continuo instante tras instante. Se trata de un tema que ya hemos apuntado en varias ocasiones, pero que, durante esta semana, veremos con más detenimiento cuando nos centremos en la meditación del corazón abierto. Esto alienta una mente abierta y receptiva –una mente equilibrada, estable y no reactiva–, al tiempo que profundiza tu experiencia de una tercera habilidad meditativa crucial tradicionalmente conocida como «bondad amorosa».

En cierto sentido, las semanas 4 y 5 te ayudaron a examinar con más detenimiento los sentimientos y sensaciones de dolor y de placer como si los contemplaras a través de un poderoso microscopio. Esta semana, sin embargo, te pediremos que asumas una perspectiva más amplia, una perspectiva que te permita contemplar tu experiencia como si la vieses a través de un objetivo gran angular. Te pediremos que mantengas toda la amplitud de tu conciencia, de modo que lo contemples todo sin quedarte atrapado en un determinado aspecto. Una forma muy adecuada de entenderlo consiste en considerar tu mente como un gran contenedor de tu conciencia que puedes llenar de una sensación de amabilidad y compasión.

La meditación del corazón abierto te enseña, hasta en lo más profundo de tus huesos, que todos los aspectos de la vida están en un continuo proceso de cambio. El sufrimiento va y viene. Las montañas se ven lavadas por el mar y acaban erosionándose. El universo –y aun el tiempo– dejarán un buen día de existir. Descansando en esta sensación de oscilación aprenderás a permitir que las experiencias agradables y desagradables aparezcan y desaparezcan como las olas del mar hasta el momento en el que dejes de sentirte obligado a aferrarte a lo que te agrada y a resistirte a lo que te desagrada, momento en el cual te habrás librado de las garras del sufrimiento.

Quizás, llegados a este estadio, estas ideas te parezcan un tanto vagas y difíciles de entender, pero no te preocupes, porque te guiaremos paso a paso a lo largo del proceso. Estas son ideas que solo pueden entenderse después de ser experimentadas. Este es, precisamente, el objetivo fundamental de la meditación del corazón abierto.

LA MEDITACIÓN DEL CORAZÓN ABIERTO

Esta meditación (audio 6) te ayudará a cultivar una conciencia estable, abierta y amable hacia la totalidad de tu experiencia.

Preparación

Empieza asumiendo, como es habitual, una postura meditativa. Colócate en la postura que más cómoda te resulte, pero asegúrate de que tu cuerpo está lo más alineado posible, independientemente de que estés sentado, acostado o de pie.

Suelta el peso de tu cuerpo en la gravedad y deja que descanse en la silla, la cama o el suelo.

Meditación

Descansa amablemente tu conciencia en el interior del cuerpo; siente las sensaciones y el movimiento de la respiración. ¿Puedes sentir la respiración moviéndose tanto en el interior de tu cuerpo como en su superficie? ¿Puedes dejar que la parte delantera, los lados y la parte posterior de tu cuerpo se vean suavemente masajeadas por el vaivén natural de la respiración?

Asegúrate, mientras tu conciencia empieza a establecerse en la meditación, de que no estás bloqueando ni resistiéndote a algún aspecto desagradable o doloroso de tu experiencia. Trata de identificar cualquier sensación de tensión o resistencia que adviertas en tu cuerpo. Mira si puedes incluir amable y tiernamente esto o cualquier dolor o malestar en tu campo de conciencia e impregnarlo de una sensación de bondad. Responde a tu dolor o malestar del mismo modo en que te acercarías naturalmente a un ser querido que estuviese sufriendo. Descansa ahí unos instantes y acuna el malestar con el vaivén de una respiración suave y amorosa. Y, en el caso de que experimentes una fuerte sensación de resistencia o aversión al dolor o el malestar o de que tu experiencia te resulte dura o defensiva, acepta que así son ahora las cosas y mece *eso* con una respiración amable y bondadosa. Deja que el peso de tu cuerpo se relaje a cada espiración y descanse cada vez más en el suelo.

Dirige ahora amablemente tu conciencia hasta concentrarla en algunos aspectos agradables del presente. Descansa tu atención, lo más suavemente que puedas, en cualquier estado placentero, independientemente de lo sutil que sea como, por ejemplo, una caricia en la superficie de la piel, la sensación del rostro relajado, el calor en las manos, un sonido agradable o quizás, sencillamente, la ausencia de sensaciones desagradables (como, por ejemplo, la ausencia de hambre). No tengas únicamente en cuenta las experiencias intensas o extraordinarias. Presta también atención a las experiencias placenteras sutiles u ordinarias que esperan ser advertidas e ilumínalas con la luz de tu conciencia. Observa del mismo modo todas las experiencias de tu cuerpo y tus sentidos y descansa y mora en las agradables y placenteras.

Y ahora, después de haberte concentrado con una conciencia profunda y detallada tanto en los aspectos agradables como en los aspectos desagradables del presente, expande con amabilidad tu visión hasta lograr una visión de gran angular. Descansa en tu experiencia, descansa en tu cuerpo y deja que todos los aspectos desagradables de tu experiencia aparezcan y desaparezcan, instante tras instante, sin resistirte ni aferrarte a ellos y permite también que todos los aspectos agradables y placenteros de tu experiencia aparezcan y desaparezcan, instante tras instante, sin aferrarte a ellos. Y deja que lo agradable y lo desagradable sigan el mismo camino que la respiración que aparece y desaparece, instante tras instante, en un flujo continuo de sensaciones cambiantes.

Imagina, si buscas imágenes útiles, que las experiencias agradables y desagradables son como las olas del océano, asomándose y zambulléndose de continuo en la superficie del océano. Si reaccionas a cada ola de placer o de dolor aferrándote o rechazándola, respectivamente, tu conciencia será como un bote flotando a la deriva a merced de las olas de las sensaciones pasajeras. Pero si cultivas una conciencia amplia, estable y no reactiva, una conciencia que abrace todas tus experiencias con una sensación de totalidad y equilibrio, tu conciencia se convertirá en un yate al que las olas del mar no desvían de su rumbo. La quilla de un yate le confiere calado y profundidad y su elevado mástil le proporciona altura y perspectiva. ¿Puedes imaginar tu conciencia como un hermoso yate mientras descansas, inspirando y espirando y abrazando, instante tras instante, toda tu experiencia en una perspectiva amplia y fluida?

Impregna tu respiración de una cualidad amable y tierna. Dirige, al inspirar, bondad y aceptación hacia toda tu experiencia y dirige, al espirar, amabilidad y ternura hacia toda tu experiencia.

Descansa un poco en esta conciencia abierta, estable y bondadosa hacia toda tu experiencia. Y mira si, en lugar de que tu experiencia se vea dominada por las olas superficiales de las sensaciones pasajeras de placer y de dolor, tu conciencia puede hacerse una imagen de la totalidad del océano... amplio, profundo, fluido y lleno de bondad hacia ti. ¿Puedes dejar que tu respiración se sature de bondad como el agua del océano de sal?

Conclusión

Poco a poco, la meditación se acerca a su final. Esboza la intención de llevar contigo esta visión amplia, estable y fluida a tu vida cotidiana. Deja que tu cuerpo se asiente, se estabilice y se torne receptivo a la respiración bondadosa y sigue relacionándote con todas las experiencias que aparecen como un flujo de sensaciones, pensamientos y emociones pasajeras. Contémplalas cuando aparecen y contémplalas cuando desaparecen, sin rechazar automáticamente el dolor ni aferrarte automáticamente al placer.

Y mueve poco a poco, cuando estés dispuesto, tu cuerpo, llevando contigo la respiración bondadosa a tu vida cotidiana.

Nuevas perspectivas

A veces puede resultar difícil dirigir una sensación de compasión hacia uno mismo o hacia los demás, algo que puede verse agravado por el intento de ampliar el horizonte de nuestros pensamientos y de nuestras experiencias. El secreto consiste en aceptar que esto *es* difícil, es decir, aceptar que, por el momento, así *son* las cosas.

Jamie fue brutalmente sincero sobre sus dificultades con la bondad y la compasión:

«A decir verdad, a veces me siento una mierda –dijo–. Quiero decir que crecí en Salford, de modo que la simple idea de ser compasivo me parecía una estupidez, un indicio de debilidad propio de un niñato. Seamos serios: si eres amable o muestras signos de debilidad, te van a tomar el pelo, ¿no es así? ¿Con quién debo ser compasivo? ¿Con el ayuntamiento que no me arregla el piso? ¿Con la empresa suministradora de electricidad? ¿Con el camello de la esquina? Sí, es verdad, tengo problemas con la meditación de esta semana..., muchos problemas».

Las primeras cinco semanas del programa le ayudaron mucho, pero, llegados a este punto, abandonó el curso. A las pocas semanas, sin embargo, el dolor regresó y se vio obligado a retomar la práctica en el mismo lugar en el que la había abandonado, en la meditación del corazón abierto.

«Simplemente me senté y lleve a cabo las meditaciones. Eso era lo que debía hacer si quería superar esa semana. En realidad, solo quería acabar con eso.»

A mitad de camino, sin embargo, se dio cuenta de que podía permitirse el lujo de ser compasivo consigo. Pero, como su mente era suya y nadie tenía que saber lo que estaba ocurriendo en su interior, podía ser todo lo amable que quisiera consigo mismo. Jamie siguió siendo externamente el mismo, pero internamente empezó a mostrarse, según dijo, «un poco más flexible». A los pocos días, entendió el mensaje de su profesor de que «aceptar no es lo mismo que renunciar». La aceptación no tiene nada que ver con la indiferencia o la resignación pasiva sino que, muy al contrario, se trata de una cualidad activa de ser completamente consciente del mundo real y de lo que está ocurriendo tanto *fuera* como *dentro*. Y esto le llevó a entender que el continuo esfuerzo de mostrarse duro no hacía, de hecho, más que debilitarle. La suspicacia y la preocupación continua generaban mucho estrés que impedía la curación de su cuerpo. Y, aunque su pie se hubiese visto aplastado por una carretilla elevadora y jamás se recuperaría del todo, ello no significaba que tuviese que vivir continuamente con el dolor.

Anne también se dio cuenta de que la falta de compasión por sí misma estaba perjudicando su salud. Se había dejado imbuir tanto por su propio sufrimiento que la vida le resultaba intolerable, de modo que tomó la decisión estratégica de empezar a meditar. Su razonamiento era que, como su cerebro estaba reconfigurándose de continuo y adaptándose a sus pensamientos y experiencias, bien podía también alentarle a moverse en la dirección adecuada.

«Recuerdo al profesor de meditación diciéndonos que "uno se convierte en aquello en lo que mora" de modo que, poco a poco, decidí cambiar mi vida. Quería alejarme de una vida que giraba en torno al dolor y el "mal-estar" y acercarme a otra vida llena de una serena tranquilidad y una silenciosa confianza. Quería dar un paso atrás y alejarme de mi sufrimiento y de mis luchas para que no me preocupase tanto. Entonces dejé de verme como un bote a la deriva yendo de un lado a otro y empecé a imaginarme como un yate elegante y estable que surcaba las olas del placer y del dolor. Esta fue una imagen que me resultó muy útil.

»Con ello no quiero decir que esto sea sencillo o que las cosas hayan cambiado de la noche a la mañana, pero lo cierto es que *ha* sucedido. Ahora me siento como si estuviera en un lugar más tranquilo. El dolor de mi fibromialgia es solo una fracción de lo que antiguamente era. Y también me siento mucho más en contacto con la vida, lo que para mí resulta extraordinariamente importante.»

Anne aprendió a dar un paso atrás y escuchar la voz bondadosa y compasiva de su «lobo blanco» interior. Y descubrió que, si quería encontrar la verdadera paz, debía aprender a escuchar el susurro de esa voz e ignorar los gritos del miedo, la ira, la culpa y la vergüenza. Mindfulness puede ayudarnos a dar este paso pero, a menos que se vea sea imbuido por el bondad y la compasión, sonará hueco. Es como si, aunque acabes amortiguando el ruido, hicieras oídos sordos a un estilo de vida más sano y adecuado, el mejor modo de disolver tu sufrimiento y sanar tu cuerpo.

En este momento del programa, Megan tropezó con un problema cuando su enfermedad estalló y empezó a meditar. Su mente se hallaba embotada por la medicación y sentía náuseas. Había conseguido grandes beneficios del curso y quería seguir pero, sencillamente, le resultaba imposible. Pero, en lugar de renunciar, descubrió que el proceso del programa no discurría, como creía, de manera lineal como si subiera una escalera sino que se asemejaba, muy al contrario, a una espiral ascendente. Entonces se dio cuenta de que, aunque estaba atravesando un contratiempo, el proceso discurre dando dos pasos adelante y un paso atrás. Pasada, pues, la irritación y decepción inicial, empezó a sentirse mejor. Ahora sabía que, aunque su enfermedad era especialmente dolorosa, era más consciente y tenía el corazón más bondadoso que al comenzar el curso, de modo que continuó con su rutina de meditar diariamente un par de veces, independientemente del modo en que se sintiera un determinado día. Asimismo se dio cuenta de que, por más «fuera de lugar» que se sintiera, la sencilla disciplina meditativa la ayudaba a aliviar su sufrimiento. También trató de llevar a cabo las meditaciones en momentos diferentes. Recordó las palabras de su profesor insistiendo en que uno no puede «fracasar» en la meditación y descubrió que eso resultaba especialmente útil cuando su mente se veía empañada por la niebla de la duda y la desesperación. Y cada vez que advertía que su mente divagaba, se recordaba que, más que fracasar, estaba experimentando un momento realmente mágico de conciencia. De este modo, recuperó poco a poco su confianza, al tiempo que su sufrimiento fue disipándose.

El programa adaptado a tu caso: establecer y crear

Llegados a este punto del programa, la mayoría de los participantes han empezado a establecer un ritmo de trabajo regular en el que los periodos de actividad empiezan a alternarse con los de descanso. Quizás hayan descubierto entonces que, por más que parezcan dedicarse más a descansar, sus logros también son mayores. Es por ello que, si ya has establecido un ritmo sostenible, quizás quieras reajustar tus líneas de referencia. Pero recuerda en tal caso la necesidad de avanzar muy lentamente. Un objetivo razonable, por ejemplo, es el de subir cada semana la línea de referencia un 5% como máximo (algo que puedes calcular fácilmente dividiendo por 20 el valor de la línea de referencia y añadiendo luego el resultado de esa operación al valor de la línea de referencia correspondiente a la semana anterior. De este modo, por ejemplo, 20 minutos de paseo, se convertirán en 21 [en donde 20/20 = 1 y 20 + 1 = 21]). Te sorprenderás, por más que este no parezca un gran avance, de lo rápido que ese tipo de incrementos regulares aumentan tu fuerza y tu resistencia y evitan que caigas en la trampa de querer avanzar más de la cuenta y acabar provocando un ciclo de explosión. Quizás convenga recordar que, para evitar «quemarse», los corredores de maratón aumentan la intensidad de su entrenamiento menos del 10% cada semana. Sé cuidadoso pues y no tardarás en recoger los beneficios.

Da un paso atrás si el aumento de la línea de referencia te provoca algún tipo de problema. No hay ninguna prisa. Recuerda que este no es un programa de ejercicios y que su objetivo consiste únicamente en mejorar tu calidad global de vida, de modo que deberías considerar al aumento de tu capacidad física como un simple –aunque interesante– efecto secundario.

Si consideras que, por el momento, tu línea de referencia es adecuada, continúa con ella otra semana. Repitamos una vez más que no hay ninguna prisa. Ya tendrás, más adelante, ocasiones para elevar el listón. Si, por el contrario, te parece que la línea de referencia establecida es demasiado elevada, redúcela un 20%. No te avergüences por ello. Después de todo, como todavía te queda camino por delante, es perfectamente razonable que dediques el tiempo que necesites a experimentar.

Acariciando los momentos de la vida cotidiana

Son muchas las personas que, llegando a este punto del programa, se dan cuenta de que están más atentas a su vida cotidiana. Quizás descubras entonces que te detienes con más frecuencia a lo largo del día para apreciar el sol, el cielo, la luz o la conciencia de tu respiración.

Jill experimentó un buen día claramente esta conciencia expandida. La advirtió por vez primera al darse cuenta, mientras estaba comprando, de que sus hombros y su pecho estaban tensos. Poco a poco aprendió a relajar los hombros, aflojar la mandíbula y suavizar su respiración. Luego se concentró en los sensaciones de «arraigo» en los pies. Después echó un vistazo a sus pensamientos, miró si estaba rechazando algo y soltó ese rechazo. Cada vez que se descubría acelerándose, se preguntaba: «¿Por qué estoy apresurándome?», y luego comprobaba si era realmente necesario, algo cuya respuesta solía ser negativa. Luego buscaba alguna sensación placentera, lo que la ayudaba a asentarse en el presente y recordar que la vida no es para ir corriendo de un lado a otro, sino para saborearla. También trató de recordar la necesidad de permanecer atenta a las actividades que resultaban especialmente dolorosas para la tendinitis de sus brazos, como lavarse las manos o cepillarse los dientes o el pelo. Dedicar un poco más de tiempo a esas actividades las hacía menos dolorosas. Y también descubrió que dedicar un tiempo extra a las actividades cotidianas la tornaba más placenteras.

«¿Quien hubiera dicho que cepillarse los dientes pudiese ser algo placentero? –comentó–. Es como si estuviera masajeándome las encías. Ya no siento del mismo modo la tendinitis. Ahora casi espero el momento de cepillarme los dientes, porque lo hago más lentamente y ha desaparecido la actitud de "quitarme de encima esa obligación", lo que realmente me parece muy interesante.»

Lizzie también aprendió a disfrutar prestando una atención plena a las actividades cotidianas: «He empezado a vivir días muy atentos. Dedico una atención abierta, amable y espaciosa a todo lo que hago, sin hacerlo del modo compulsivo habitual. Es como si el enfado de bajo nivel al que tan acostumbrada estaba se hubiese disipado. Me he convertido en una persona más amable, algo que no solo es positivo para mí, sino también para mi pareja. Y resulta que, cuanto más plenamente habito mi cuerpo instante tras instante, más disponible estoy para ver lo que ocurre en el mundo que me rodea. Por ello, cada vez que veo que me acelero y que me descubro funcionando en piloto automático, enlentezco mi funcionamiento, sobre todo en el nivel físico. Sé que parece un poco raro pero, en realidad, me digo algo así como: "Estoy caminando, estoy levantándome, estoy haciendo tal o cual cosa", lo que constituye una forma muy adecuada de traerme de nuevo al momento presente. Cuando me lavo, por ejemplo, trato de hacerlo muy lentamente. Ahora siento la textura de la ropa. Me parece algo muy hermoso. El enlentecimiento es clave, como también lo es no empeñarme, del modo habitual, en acabar cuanto antes las cosas que tengo que hacer. Ahora llevo en la cartera un pequeño recordatorio del mindfulness que dice: "Poco a poco. Respira. Asiéntate. Respira. Relaja las resistencias. Respira. Disfruta del momento", del que he colgado también una copia en la puerta de la nevera. He descubierto que una cosa tan sencilla como esta es, en realidad, muy, pero que muy útil».

Liberador de hábitos: detenerme para mirar y escuchar

El liberador de hábitos de esta semana consiste en detenerse cinco minutos al día para mirar y escuchar los sonidos que te rodean. Adopta una postura cómoda –sentado, acostado o de pie– y deja que las experiencias lleguen a tus sentidos sin contarte ninguna historia *sobre* lo que veas u oigas. Experimenta con los sonidos un día y con las imágenes al siguiente, a menos que tengas algún problema sensorial, en cuyo caso deberás elegir el sentido que más vívido te resulte.

Procura que los sonidos lleguen y escúchalos tal cual son, apareciendo y desapareciendo, instante tras instante, como simples sonidos, como meras impresiones sensoriales. Advierte cualquier tendencia a bloquear o rechazar los que te desagraden y toma buena nota también de aquellos que tiendan a absorberte, alejando tu atención del cuerpo y arrastrándola hacia los sonidos. Quizás te descubras tratando de averiguar lo que son o quizás te des cuenta de que empiezas a contarte una historia sobre ellos y acabas soñando despierto. La práctica consiste en ser consciente de los sonidos como meros sonidos, asentado en una conciencia amplia y permaneciendo atento al cuerpo. Disfruta de los sonidos que te agradan y acepta los que te desagradan. Reconócelos y déjalos ir, instante tras instante. Advierte cómo cambian de continuo. Y no olvides que, aunque te sientas inquieto o aburrido o avergonzado, esta es una parte normal del proceso. ¿Puedes, en lugar de precipitarte entonces a hacer otra cosa, abrirte al aburrimiento?

Y haz exactamente lo mismo cuando prestes atención a las imágenes. Ábrete a la totalidad del paisaje que forma parte de tu campo de visión. Quizás quieras echar un vistazo por la ventana de tu habitación o tal vez prefieras salir a ver los árboles y el cielo. Mira si puedes tener una conciencia amplia abierta a formas y colores. ¿Puedes dejar que todas esas impresiones aparezcan y desaparezcan sin centrarte en ninguno de sus aspectos. Sé consciente de las diferentes cualidades de lo que ves y de tus procesos mentales y emocionales.

Jean se sentó a experimentar impresiones visuales en su habitación de Manchester. Era un día gris y húmedo, de modo que decidió mirar un cuadro de la pared y no tardó en ver cómo su mente empezaba a inventar historias al respecto. Lo primero que pasó fue que empezó a recordar las vacaciones en las que la compró. Entonces se dio cuenta de cómo reaccionaba a los diferentes elementos de la imagen y empezaba a elaborar, con ellos, una historia preguntándose qué tendría en mente el pintor en el momento en que la pintaba. Y, apenas se dio cuenta de ello y dirigió de nuevo su mente al «simple hecho de mirar», descubrió que la parte pensante de su cerebro se empezaba a soltar, al menos un poco, y era más capaz de ver simplemente lo hermosos que eran los distintos matices de azul. Cada vez se sentía más atraída por la pintura y sus hermosos colores. Entonces fue cuando, sentada en silencio, libre del parloteo incesante de su mente pensante, conectó con una sensación interna de libertad.

Jeremy se quedó fascinado con lo que ocurrió cuando prestó atención a los sonidos: «Apenas escuché el ruido de un martillo neumático en la calle, mi mente empezó a despotricar: "¡Qué ruido tan espantoso! ¡No puedo silenciarlo! ¿Por qué tienen que estar siempre de obras? Este ayuntamiento es inútil. Nunca hacen nada bien". Y, cuando me di cuenta de lo que estaba haciendo, no pude por menos que reírme. Había inventado toda una historia sobre el ayuntamiento partiendo del sonido de un martillo neumático y sin tener la menor idea de lo que estaban haciendo. Quizás se tratase de la empresa de suministro de agua reparando un escape del que yo mismo, unas horas antes, había dado parte. Y, cuando dirigí de nuevo mi atención al cuerpo y permití que los sonidos del taladro fueran y viniesen a su aire como meros sonidos despojados de todo hilo narrativo, descubrí, para mi sorpresa, la presencia, en ellos, de aspectos muy placenteros. Y, cuando el martillo se detuvo, disfruté del silencio y del sonido de los pájaros que no tardaron en hacer acto de presencia. Pero, en lugar de dejar que mi mente se fuese volando con los pájaros, me aseguré de que los sonidos llegaran hasta mí».

10. Semana 7: No estás solo

> «El ser humano forma parte de una totalidad, llamada por nosotros "universo", limitada en el espacio y el tiempo. En una especie de ilusión óptica de la conciencia, nos experimentamos a nosotros, a nuestros pensamientos y a nuestros sentimientos, como algo separado del resto. Esta ilusión es, para nosotros, una especie de prisión, que nos encadena a nuestros deseos personales y nos ata al afecto por unas pocas personas cercanas. Nuestra tarea debe ser la de liberarnos de esta prisión expandiendo el círculo de nuestra compasión hasta llegar a abrazar a todas las criaturas vivas y a toda la naturaleza en su belleza.»[1]
>
> ALBERT EINSTEIN

Roseto (Pensilvania) es como cualquier otro pequeño pueblo de Estados Unidos. Casas de ladrillo y madera contrachapada perfectamente alineadas en las calles, bocas de incendio rojas y brillantes en cada esquina y semáforos colgados que se balancean suavemente al ritmo de la brisa sobre la cabeza de los transeúntes. Se trata, en todos los aspectos, de un pueblo normal y corriente, incluidas las causas de muerte. Pero las cosas no han sido siempre así. Hasta hace muy poco, los habitantes de Roseto presentaban una tasa de estrés muy baja y un índice sorprendentemente bajo de muerte por enfermedad cardiaca. Tan bajo era que los científicos de Estados Unidos pasaron décadas tratando de identificar los motivos que explicaban la salud de los rosetanos. Y fueron precisamente sus descubrimientos los que establecieron las causas subyacentes de muchos de los problemas físicos y mentales que están arrasando el mundo desarrollado.

La historia comenzó en 1964, cuando *Journal of the American Medical Association* publicó los resultados del primer estudio sistemático destinado a identificar la baja mortalidad por enfermedades cardiacas de Roseto.[2] Los investigadores, dirigidos por el doctor Stewart Wolf, jefe del Departamento de Medicina de la Universidad de Oklahoma, descubrió que la tasa de mortalidad de ataques de corazón era de 0 para quienes tenían menos de 45 años, no muy superior para los hombres que se hallaban a finales de la madurez y la mitad del promedio nacional de Estados Unidos en el caso de los varones de más de 65 años. Y, para complicar las cosas más todavía, la incidencia de problemas cardiovasculares en los pueblos próximos a Roseto era considerablemente más elevada. Otros estudios descartaron, para explicar la buena salud y la felicidad de los habitantes de Roseto, la existencia de causas genéticas o físicas. No tenían un estilo de vida convencionalmente sano. Fumaban como carreteros, y hombres y mujeres bebían vino con manifiesta generosidad. Y, aunque los rosetanos eran de origen italiano, hacía mucho tiempo que habían reemplazado el aceite de oliva por la grasa de cerdo, como el resto de los estadounidenses. Freían en grasa sus albóndigas y salsas y comían salami y quesos grasientos. Sus trabajos difícilmente podrían ser considerados de bajo estrés, porque muchos de ellos estaban empleados en una cantera cercana conocida por accidentes industriales, vertidos tóxicos y humos. Teniendo en cuenta todo eso, la tasa de mortalidad de los rosetanos no debería haber sido inferior al promedio nacional, sino mucho más elevada. Un par de datos estadísticos sobre Roseto subrayaban que la tasa de crimen era cero y las solicitudes de prestaciones sociales eran muy bajas.

Los científicos determinaron finalmente las razones del llamado «efecto Roseto» a una comunidad fuerte y solidaria compuesta de familias muy unidas. Otros factores identificados por los investigadores incluían pocas disparidades de riqueza, el rechazo de la exhibición ostentosa de riqueza y la evitación activa de la «cultura del consumo». Todos estos factores, tomados en conjunto, resultaron ser tan poderosos, al menos, como los atributos de un estilo de vida sano centrado en el ejercicio regular y la abstinencia del tabaco. Y al final de su análisis, los científicos predijeron que las tasas de muerte aumentarían cuando los residentes abandonasen su cultura tradicional y adoptaran el estilo de vida propio del mundo desarrollado.

En la medida en que pasaron los años, Roseto pasó progresivamente de ser un pequeño pueblo aislado en la Pensilvania rural a convertirse en parte del cinturón de las ciudades próximas. También hubo incluso quienes empezaron a viajar a Nueva York, a 120 kilómetros de distancia. En la periferia del pueblo empezaron a construirse mansiones con grandes verjas. Las personas comenzaron a conducir más y quienes pudieron cambiaron sus Fords y Cadillacs por BMW y Mercedes. Paralelamente a todos estos cambios, los clubs sociales tradicionales empezaron a declinar y las familias dejaron de dedicarse a pasear juntas en las cálidas noches estivales. También decayó la asistencia a la iglesia, foco central, tiempo atrás, de la vida social de la comunidad. Una generación más tarde, Roseto acabó transformándose, como también lo hizo la salud y el bienestar de sus habitantes. Y así fue como, en 1971, murió de infarto, a

los 34 años, la primera persona. Este cambio de tendencia de Roseto se vio documentado en 1992 por un estudio publicado en *American Journal of Public Health*.[3] La predicción original de Wolf
demostró ser acertada: en la medida en que los rosetanos adoptaron
«el estilo de vida individualista y altamente estresado característi-
co del mundo occidental moderno, su salud y bienestar empezaron
a declinar».

En cierto sentido, el efecto Roseto era perfectamente previsible.
Como hemos visto en los capítulos anteriores, nuestros instintos nos
alientan a buscar y responder al amor y apoyo de nuestra familia,
nuestros amigos y nuestra comunidad. Por ello, cuando la sociedad
empieza a disolverse y, con ello, se debilita la red invisible de apoyo, los niveles de estrés comienzan a aumentar y la salud general
se resiente. Ese era un proceso evidente en gran parte del mundo
desarrollado, pero del que Roseto, hasta hace pocas décadas, era una
excepción. Y los estudios llevados a cabo al respecto en todo el
mundo no han hecho sino corroborar estos descubrimientos: las personas que se sienten parte de una comunidad, que creen que su vida
tiene un propósito y un sentido inherente y que dan y reciben libremente ayuda y apoyo de los demás, suelen ser más felices y más
sanas.

Mientras Roseto era un pueblo sano y feliz, no era ninguna uto-
pía. La vida era indudablemente más dura para quienes trabajaban
en la cantera, los jóvenes se veían frustrados por la falta de oportunidades laborales y las mujeres debían sentirse atrapadas en una
cultura paternalista. Pero, en términos de salud, al menos, todos esos
inconvenientes se veían compensados por la sensación de pertenencia a una familia y a una comunidad.

Es claramente inútil idealizar el pasado o pretender recrear una
versión romántica de Roseto. Pero sí que merece la pena, sin embargo, tratar de reconstruir el efecto Roseto sin reproducir sus debilida-

des. Afortunadamente, es posible hacerlo así, aunque vivamos aislados de la sociedad principal. En los capítulos anteriores hemos señalado que tratarse y aceptarse a uno mismo de manera más amable y compasiva es bueno para la salud y el bienestar global. Probablemente, el lector haya empezado a advertir ya los beneficios de hacerlo así (aunque, para ello, hayan tenido que transcurrir varias semanas). Pero el ejemplo de Roseto pone de relieve que no basta con ello. Es necesario que ampliemos el círculo de la compasión hasta llegar a incluir a todos aquellos que compartan nuestra vida, por más fugazmente que sea. A ello, precisamente, prestaremos atención esta semana.

PRÁCTICAS PARA LA SEMANA 7

✧ Diez minutos de meditación del corazón abierto (véase página 215; audio 6) seis de los siete días de la semana siguiente.

✧ Diez minutos de meditación de la conexión (véase página 236; audio 7). También se puede practicar, durante esta semana, el escáner corporal, el ancla de la respiración o cualquiera de las meditaciones que te parezcan especialmente apropiadas.

✧ Practicar la meditación del espacio de respiración de tres minutos al menos dos veces al día (véase página 246, audio 8).

✧ Liberador de hábitos: comprometerse en algunos actos bondadosos realizados al azar (véase página 249).

Del aislamiento a la conexión...

Nuestro programa se ha centrado fundamentalmente, hasta el momento, en el cultivo de la conciencia y la amabilidad hacia uno mismo. Has desarrollado la capacidad de saber, instante tras instante, qué pensamientos, sentimientos y sensaciones discurren por tu mente y por tu cuerpo. Y esto, a su vez, te ha ayudado a dejar de reaccionar automáticamente a los pensamientos y sensaciones y a empezar a responder a ellos. Quizás hayas experimentado también el poder de la aceptación y de la compasión y esto, a su vez, te haya enseñado a apreciar los placeres sencillos de la vida. Y lo más importante de todo es que también has aprendido a impregnar tu conciencia de amabilidad y cordialidad y has empezado a tratarte a ti mismo del mismo modo en que tratarías naturalmente a un ser querido que estuviera sufriendo.

Esta semana partirás de estas habilidades para ampliar un poco más el círculo de la compasión hasta llegar a incluir a otras personas que comparten tu vida e, idealmente, más allá incluso... o, dicho en otras palabras, pondrás en práctica el «efecto Roseto». La meditación que proponemos esta semana te pedirá que evoques sentimientos de amor, bondad y conexión social y la extiendas luego más allá todavía. Es por ello que, independientemente de lo aislado que inicialmente pueda estar, esta meditación te ayudará a sentirte más arraigado, integrado y total.

También te pediremos, como hemos hecho en las semanas anteriores, que lleves a cabo las prácticas de diez minutos al día, especialmente la meditación del corazón abierto por la mañana y la meditación de conexión por la tarde o noche. Y también puede resultarte muy beneficioso, si dispones de más tiempo, hacer una meditación del corazón abierto inmediatamente antes de la meditación de conexión. Esto te permitirá tratarte más bondadosamente antes de expandir esa bondad hacia el exterior e incluir a los demás. Y siéntete libre, ahora que tienes más experiencia, de realizar sesiones de meditación no guiadas.

Unas palabras de advertencia sobre esta semana: puede resultar difícil, cuando la vida se ve dominada por los problemas y el sufrimiento, expandir la bondad y la compasión a los demás. El dolor y el sufrimiento pueden hacerte sentir muy aislado. Este es otro de los síntomas del estrés, un síntoma que, con el paso de los meses y los años, puede tornarse progresivamente más *real* en la medida en que el dolor físico está, en realidad, aislándote. Esta es la razón por la cual el liberador de hábitos que proponemos esta semana te invita a dar pasos concretos para empezar a invertir esta tendencia comprometiéndote en actos azarosos de bondad hacia los demás (véase página 249). Sin embargo, si *estás* aislado y te sientes crónicamente solo, la meditación de la conexión resulta, al comienzo, un tanto desalentadora. Da, en el caso de que este fuera tu caso, pequeños pasos hacia delante. No hay necesidad alguna de apresurarte. No olvides que, en lo que respecta a la práctica de la meditación, es imposible «fracasar». Nadie te está evaluando y tampoco debes hacerlo tú. Tampoco espera nadie que, súbitamente, empieces a amar al mundo y a todos sus habitantes. Lo único que te pedimos es que sigas sencillamente del mejor modo posible las instrucciones que vayamos dándote. Apóyate en el conocimiento de que uno de los efectos secundarios positivos de la meditación es que, de manera lenta, pero segura, contribuirá a que te sientas menos solo. Una buena forma de hacerlo consiste en imaginar que estás despertando de un profundo letargo. Del mismo modo que no te levantas de repente de la cama, sino que empiezas apoyando cuidadosamente un pie en el suelo, lo mismo debes hacer con esta meditación. Basta con que impregnes tu mente de una atención amable y compasiva hacia los demás. Esto moverá poco a poco las placas tectónicas de tu mente, acercándolas a la apertura y la amabilidad. Se trata de una meditación poderosa que con el paso del tiempo puede transformar toda tu vida.

La doctora Barbara Fredrickson, de la Universidad del Norte de Carolina en Chapel Hill, ha dedicado muchos años al estudio de las meditaciones basadas en el amor incondicional [*metta*], de las que forma parte la meditación de la conexión. Los resultados de la investigación realizada por su equipo han puesto de relieve su extraordinario poder para desactivar los síntomas del dolor crónico y del sufrimiento.[4] Y ello ocurre, en su opinión, porque «cuando las personas abren su corazón a las emociones positivas, plantan semillas que, al crecer, dan frutos muy positivos».

Conviene recordar que, en la meditación de la conexión, la perfección es imposible. Lo importante es que, teniendo en cuenta lo que compartes con los demás procure, como mejor puedas, dirigirles tus pensamientos y sentimientos de amabilidad. Poco más que eso puedes hacer.

LA MEDITACIÓN DE LA CONEXIÓN

Esta meditación (audio 7) te ayuda a desarrollar los sentimientos de amor, bondad y conexión social.

Preparación

Asume tu postura de meditación favorita y coloca el cuerpo de modo que, durante los siguientes diez minutos, te sientas lo más cómodo posible, aunque relajado y alerta. Deja que tu cuerpo se asiente en la silla, la cama o el suelo y permite que la gravedad lo sostenga.

Meditación

Descansa tu conciencia en los movimientos y sensaciones que provoca, en todo tu cuerpo la respiración; siente la respiración en la parte delantera, lateral y posterior de tu cuerpo y siente tanto el interior del cuerpo como su superficie. Permite que tu respiración se impregne de bondad y ternura hacia ti. Deja que tu respiración se impregne de bondad del mismo modo que la sal satura el agua del océano. ¿Puedes dejar que todos los aspectos agradables y desagradables de tu experiencia aparezcan y desaparezcan, instante tras instante, en el campo amplio y abierto de tu conciencia? No te aferres a lo agradable ni rechaces lo desagradable y descansa, en su lugar, en un campo amplio, estable y amable de conciencia que amable y receptivamente lo incluye todo.

Evoca ahora a todas las personas que quieres y que despiertan tus sentimientos de amabilidad y bondad. Elige, de entre todos ellos, a alguien que les represente. Imagínate ahora invitando a esa persona a entrar en tu campo de conciencia, como una imagen, una sensación o cualquier otra forma que se te ocurra. Permanece asentado en tu experiencia y expande tu conciencia hasta llegar a incluir a tu amigo. Imagina que estás amablemente sentado a su lado, respirando juntos, y reflexiona en todo lo que compartes con ella. Por más diferente que sea vuestro aspecto y por más que difiráis en los detalles de vuestra vida, los dos inspiráis y espiráis exactamente del mismo modo y sois, por debajo de las diferencias superficiales que os distancian, muy parecidos. Nuestros amigos, como nosotros, tienen experiencias desagradables de las que tienden a alejarse, rechazar o verse desbordados y experiencias placenteras a las que tienden a aferrarse. Procura concentrarte pues, más allá de la sensación de diferencia y separación que habitualmente experimentas con respecto a los demás, en la sensación de humanidad que te une a tus amigos. Incluye, en tu respiración, una sensación de amabilidad hacia esa persona. Inspira siendo consciente, mientras lo haces, de una fuerte sensación de conexión con esa persona y dirige luego hacia ella, al espirar, una fuerte sensación de bondad y compasión. Deséale ahora lo mismo que te deseas a ti (compasión, alegría, plenitud, etcétera) e imagina que, a cada espiración, envuelves a esa persona en esas cualidades.

Expande ahora más aún tu conciencia hasta llegar a incluir a otras personas. Amplíala de manera que, partiendo del centro de tu cuerpo, irradie y te incluya a ti, a tu amigo y a personas de tu vecindad. Pueden ser personas que viven en tu casa o que son tus vecinos. Evoca a esas personas. Cada una de ellas es, como tú, un ser humano que respira. Y todo lo que experimentas en tu vida también lo experimentan ellos, a su modo, en la suya. Ellos inspiran y espiran como tú. Ellos, como tú, tienen experiencias desagradables que les molestan y de las que se alejan o les desbordan y experiencias agradables y gozosas que disfrutan, pero a las que, como tú, suelen terminar aferrándose. Dedica unos momentos a sentir la sensación de comunidad que te une a todas esas personas.

Expande ahora tu conciencia un poco más hasta llegar a incluir cada vez a más personas. Mira si puedes apoyarte, como punto de partida, en la conciencia que tienes de ti para llegar a experimentar una sensación de empatía con la humanidad. ¿Puedes, en lugar de sentirte aislado por tu experiencia, darte cuenta de lo parecidos que somos en la profundidad y empatizar con los demás seres humanos? Cuanto más sincera y auténticamente nos conocemos a nosotros, más conocemos a la humanidad. En la medida en que conocemos nuestro sufrimiento, también conocemos el sufrimiento de los demás. Y, en la medida en que conocemos nuestra alegría, felicidad y apertura de corazón, también conocemos y podemos disfrutar de la alegría y de la felicidad de los demás.

Y permite ahora, mientras reflexionas en todo lo que compartes con los demás, que tu respiración se impregne de bondad y buenos deseos. Siente, al inspirar, empatía por toda la humanidad y envía a todo el mundo, al espirar, bondad y buenos deseos. Concéntrate en lo que te une a los demás, en lugar de hacerlo en lo que te diferencia de ellos. No te centres tanto en el aislamiento como en la conexión. Inspira interés y conexión con la humanidad y espira bondad y buenos deseos hacia la humanidad.

Y deja que tu respiración de buenos deseos llegue a todo el mundo sin excepción, sin establecer diferencias, tanto a las personas que te gustan como a las que no te gustan; tanto a las que conoces como las que no conoces; tanto a las que están despiertas como a las que están dormidas; tanto a las que están cerca como a las que están lejos, y tanto a las que viven en lugares tranquilos como a las que viven en regiones devastadas por la guerra. Todo somos seres humanos. A nadie le gusta sufrir y todo el mundo quiere ser feliz.

Descansa de nuevo en un campo abierto y amplio de conciencia, permaneciendo arraigado y centrado en tu experiencia y expandiendo tu conciencia cada vez más hasta llegar a incluir toda forma de vida en cualquier lugar. Descansa en los movimientos y en las sensaciones corporales asociadas a la respiración y siente que todo el mundo está respirando, expandiéndose y contrayéndose, expandiéndose y contrayéndose, en un movimiento y en un flujo amable e incesante. Y deja, mientras inspiras y espiras, que todo el mundo se impregne hasta saturarse de tu respiración amable y bondadosa.

Conclusión

Prepárate ahora para poner fin, lenta y pausadamente, a la meditación. Mantén una actitud de apertura hacia ti mismo y hacia los demás mientras sientes tu cuerpo relajado y respirando. Abre los ojos, mueve ligeramente tu cuerpo y mira si puedes llevar contigo esta cualidad de conexión con la humanidad cuando retomes las actividades de tu vida cotidiana. Tómate el tiempo necesario para realizar conscientemente la transición que te lleva desde el espacio de meditación hasta tu vida cotidiana.

Volviendo a casa, volviendo a quien eres

Una de las preocupaciones más habituales que acompañan a la meditación de la conexión es la que puede convertirte en una persona «blanda» o «débil». Es muy probable que, si has pasado meses o años luchando con el dolor, la enfermedad o el estrés, hayas erigido en torno a ti un muro de protección. Y, en tal caso, el simple hecho de vivir requiere un esfuerzo supremo de voluntad. Después de todo, tienes que ser duro ¿no es cierto?

Pero esa, por más que haya un elemento de verdad en todo ello, no es la historia entera. Necesitas cierta fortaleza para enfrentarte al sufrimiento y el mindfulness te ayuda a ello, pero también te ayuda a enfrentarte mejor a las dificultades de la vida.

Estas eran las cosas que preocupaban a Joe durante el curso, unas preocupaciones que alcanzaron un punto crítico con la meditación de la conexión. No tenía problemas en aceptar el hecho de tratarse más amable y compasivamente, pero se mostraba reticente a tratar del mismo modo a los demás. La idea de desarrollar la ecuanimidad le resultaba especialmente desagradable. «¿No es eso algo vago y anodino?», preguntó. Joe era un apasionado de la vida y le preocupaba que la meditación pudiera convertirle en una persona demasiado tranquila y, dicho en pocas palabras, estúpida. Sabía que reaccionar, en lugar de responder, no era lo mejor y que la sensación constante de estar a la defensiva no hacía sino empeorar su dolor y su estrés..., pero eso, al menos, le hacía sentir vivo. Pese a ello, sin embargo, perseveró en la práctica. Al cabo de un tiempo entendió que podía mantener, al mismo tiempo, en su mente, el dolor y el placer, lo que atemperó algo su dolor. Y también se dio cuenta de que, bajo la superficie, había un elemento de alegría. En la medida en que su estrés empezó a disiparse, dejó de ver a los demás como oponentes hostiles que debían ser burlados y empezó a verles como compañeros del viaje de la vida, un cambio de perspectiva que alivió su estrés y sufrimiento. Y, en la medida en que los beneficios se asentaron, Joe se ofreció a trabajar como voluntario en una organización caritativa que ayudaba a las personas sin hogar. De hecho, al comienzo rechazó la sugerencia de su profesor de Mindfulness de implicarse más en su comunidad, pero acabó acercándose a ese trabajo con toda la apertura y cordialidad que fue capaz de acopiar. Recordaba las palabras de su maestro: «Basta con que inclines tu mente en dirección a la bondad y compasión por los demás para que el resto te venga dado por añadidura».

Y, cuando lo hizo, descubrió que, en lugar de evitarlo o juzgarlo basándose en una impresión inicial superficial, podía abrirse a cualquier persona con la que se encontrase. «A veces la descartaba simplemente porque no me gustaba la ropa que llevaba –dijo–. Ese era, obviamente, un gran problema para quien trabaja en una tienda por la que desfilan muchas personas cada día. Al cabo de unos cuantos días de pensar en estas cosas, me di cuenta de lo pequeño y mezquino que me hacía. No me resultó fácil, pero acabé abriéndome..., aunque solo fuese un poco.»

«Curiosamente, tenía que darme "permiso" para tratar más amable y respetuosamente a los demás –dijo–. Eso fue lo que me enseñó el curso de mindfulness. Antes del curso, jamás había pensado en contribuir a la comunidad. Ignoraba lo que era eso. Verme alentado a hacerlo me abría posibilidades que implicaban para mí una gran diferencia. Ya no me sentía tan solo. Había salido tanto de mí que ya no quería volver a mi viejo yo.»

La historia de Lisa se parece a la de Joe, pero ella todavía se sentía más desbordada y acosada crónicamente por el dolor del lupus y la consiguiente sensación de aislamiento. Su corazón cada vez albergaba más cinismo y, por más que se esforzaba a extenderlos a los demás, solo podía mostrar amor y compasión hacia sí misma. Finalmente, se abrió a una voz interior silenciosa y tranquilizadora. Pero había pasado tantos años sintiéndose aislada y temerosa que le resultaba difícil, muy difícil. Poco a poco fue reconociendo que las voces dominantes –las voces del miedo y de la culpa– sofocaban las voces más silenciosas de la amistad y la cordialidad. Entonces aprendió lo que antes que ella habían descubierto muchos otros, es decir que, para descubrir la verdadera paz, es necesario escuchar, más allá de los rugidos del miedo y la ira, la voz silenciosa de la compasión. A esto puede ayudarnos la meditación pero, para ello, es necesario imbuirla de bondad y compasión por los demás. De otro modo, como han descubierto muchos estudios, corremos el riesgo de creer que hemos descubierto la paz verdadera, cuando solo estamos atravesando un respiro provisional. Llenar el mindfulness de bondad y compasión desactiva los circuitos cerebrales responsables de generar tensión y estrés, y alivia, en consecuencia, el dolor y el sufrimiento. Esto fue, precisamente, lo que Lisa descubrió. Y, en la medida en que se disiparon sus sentimientos de miedo y aislamiento, empezó a sentirse menos estresada, más completa y mucho menos dolorida.

A Belinda también le preocupaba esta meditación. Tenía miedo a que el hecho de concentrarse en sí misma –y extender luego su conciencia a los demás– pudiese intensificar su sensación de aislamiento. La soledad era para ella una fuente de dolor profundamente arraigada. Había pasado, después de haberse sometido a quimioterapia para el cáncer, varios años sufriendo de síndrome de fatiga crónica. Luego de haber sido dada de alta del hospital, pasó varios meses confinada en una habitación de su casa, donde acudían cuidadores a ayudarla. Era joven, inteligente y llena de vida, y esa situación le resultaba sumamente difícil. Se sentía atrapada en el sufrimiento.

Enterarse de los beneficios de conectar mentalmente con los demás supuso para Belinda una auténtica revelación. Y aunque, al finalizar cada sesión de meditación, seguía siendo la misma mujer y se hallaba en la misma situación de aislamiento físico, su mente y su corazón acabaron experimentando una profunda transformación. Ella comprendió que en el pasado sus sentimientos de envidia y de ser «diferente» la habían aislado del mundo. Las cosas cambiaron cuando empezó a sentir la conexión que compartía con los demás. Le resultó muy interesante y útil considerar que, como ella, todo el mundo respiraba, todo el mundo tenía el mismo deseo básico de ser feliz y todo el mundo sufría. Esto la ayudó a convertirse en una persona más abierta y compasiva con quienes todavía seguía en contacto, pero lo más importante es que la ayudó a sentirse menos sola.

Una noche se acostó en la cama y, al mirar por la ventana, vio las casas del valle y el tintineo de las luces en su interior y, cuando lo hizo, pensó en todas las personas que, en ese mismo momento, estaban respirando, personas cuyas vidas no eran tan diferentes a la suya. Y, cuando sintió la respiración en su cuerpo como el núcleo de todo ser vivo, se sintió parte del mundo, lo que le abrió una perspectiva nueva.

Iain descubrió que la meditación de la conexión cambiaba, de manera sutil e inesperada, la relación que mantenía con la gente que la rodeaba. Y aunque al principio no creyera que eso implicara ningún beneficio, no tardó en darse cuenta de que se mostraba mucho más abierta y amable con la cajera del supermercado. Luego, cuando caminaba por la calle, se dio cuenta de que la gente con la que se cruzaba eran seres humanos, se dio cuenta de que habitualmente se relacionaba con ellos como si fuesen objetos. Este fue un gran descubrimiento. Y, aunque nunca antes había pensado en el modo en que veía a los demás, el poco cuidado con que lo hacía le hizo darse cuenta de que para ella no eran diferentes a árboles o coches. Desde esta nueva perspectiva, sin embargo, eran seres humanos como él sobre los que giraba el centro de su red de relaciones, esperanzas, miedos, sufrimientos y alegrías. Y esta comprensión le llevó a sentirse más conectado y ser más cuidadoso con sus semejantes, hasta el punto de que no tardó en descubrirse sonriendo mientras caminaba por la calle. En los siguientes días, empezó a sentir que se aflojaban los nudos del estrés y el correspondiente alivio de su dolor.

El programa adaptado a tu caso: el espacio de respiración de tres minutos

Es probable que te hayas dado cada vez más cuenta del efecto que, sobre tus niveles de dolor, estrés y fatiga, tiene la alternancia entre actividad y reposo. Por ello, si todavía no has encontrado un equilibrio cómodo, conviene que sigas experimentando durante esta semana con tus líneas de referencia hasta encontrar una pauta que se adapte a tu caso. No hay, en este sentido, ninguna prisa. Identificar y establecer las líneas de referencia de partida no debe ser entendido como un objetivo fijo, sino como un trabajo en proceso.

Considera, en el caso de que descubras que tu línea de referencia te resulta cómoda, la posibilidad de elevar un poco más el listón. No olvides que nunca tienes que apresurarte. Avanza al ritmo que más cómodo te resulte. Y también conviene recordar que nunca deberás aumentar la línea de referencia más de un 5% por semana.

¿Has advertido el deseo insistente de abandonar el programa y seguir con tu vida sin tenerlo en cuenta? Es muy fácil olvidar, cuando te sientes feliz, con fuerza y sin dolor, por qué debes tener muy en cuenta tu línea de referencia. Pero lo contrario también es cierto porque, cuando te sientes desbordado por el dolor, el estrés o la ansiedad, la motivación puede convertirse en un auténtico problema. Esto no es sorprendente porque, después de todo, cuando uno tiene dolor, lo único que quiere es dejar de tenerlo; cuando es infeliz, solo quiere desaparecer y, cuando uno está estresado o enfadado, es difícil recordar por qué tiene que permanecer tranquilo. En estas ocasiones, la conciencia atenta tiende a desvanecerse y lo último que queremos es permanecer atentos. No es de extrañar por tanto que, cuando estemos agotados, asomen la cabeza los viejos hábitos. Para esas ocasiones, precisamente, se diseñó el ejercicio conocido como espacio de respiración de tres minutos, una «minimeditación» que sirve de puente entre las meditaciones más largas y formales y las exigencias de la vida cotidiana. El espacio de respiración de tres minutos te permite hacer un chequeo regular y observar los pensamientos y sensaciones agradables en el mismo momento en que aparecen y en el mismo momento en que desaparecen, una técnica amable y cordial que te ayudará a recuperar una sensación de «arraigo» y de seguridad. Son muchas las personas que afirman que esta ha sido una de las habilidades más importantes que han aprendido en el curso de mindfulness.

La meditación tiene tres grandes beneficios. En primer lugar, sirve para puntuar el día, lo que facilita seguir con el programa. En segundo lugar, contribuye a diluir los estados mentales negativos apenas aparecen, antes de que su impulso sea imparable (ya que, abandonados a su cuenta, se descontrolan e intensifican el sufrimiento secundario). En tercer lugar, se trata de una meditación de emergencia que, en momentos de crisis o dolor agudo, puede ayudarte a aliviar el sufrimiento.

Esta meditación es una técnica que condensa, en tres pasos de cerca de un minuto aproximado cada uno, los principales elementos del programa de mindfulness. Otra forma de verlo es imaginar que tu conciencia avanza, en la medida en que discurre la meditación, por una especie de un reloj de arena. En el primer paso, te pedimos que cobres conciencia de los pensamientos que fluyen por tu mente y de las sensaciones que discurren por tu cuerpo. Luego te pedimos que te concentres y dirijas tu atención a las sensaciones de la respiración entrando y saliendo del cuerpo. Y, por último, te pedimos que expandas de nuevo tu atención hasta abarcar todo tu cuerpo e imbuyas de amabilidad y compasión todo aquello con lo que te encuentres. Finalmente, expande tu conciencia todavía más y vuelve a comprometerte con el mundo.

El espacio de respiración de tres minutos es una forma de meditación que debe ser realizada, al menos, un par de veces al día, aunque es preferible hacerla tres o incluso más.

Se trata de unas práctica tan versátil que puede ser realizada casi en cualquier lugar. Funciona tan bien en el trabajo como en casa, en el tren, el metro, el autobús o mientras estás haciendo cola. Tampoco debes limitarla a aquellos momentos en que la hayas programado. Cada vez que te sientas desbordado, el espacio de respiración te está esperando.

MEDITACIÓN DEL ESPACIO DE RESPIRACIÓN DE TRES MINUTOS[5]

Paso 1: llegada

Quédate tranquilo donde estés (acostado, sentado o de pie), elige una postura en la que te sientas lo más cómodo posible y cierra ligeramente los ojos. Luego dirige tu conciencia hacia lo que esté ocurriendo.

Entrega todo el peso de tu cuerpo a la gravedad. Deja que tu cuerpo descanse en las superficies con las que entra en contacto del suelo, la silla o la cama, ya sea con los pies, las nalgas o la espalda, respectivamente.

✧ ¿Qué sensaciones experimentas ahora mismo? Si adviertes cualquier tensión o resistencia hacia las sensaciones dolorosas o desagradables, dirígete amablemente hacia ellas. Acéptalas lo mejor que puedas. Y, si adviertes que empiezas a tensarte en torno a la respiración, suéltate un poco en cada espiración. Relájate y deja que la gravedad te sostenga.

✧ Advierte cualquier *pensamiento* en el momento en que aparece y en el momento en que desaparece de tu mente. Mira si puedes dejarlo ir y venir sin identificarte demasiado con su contenido. No mires «desde» tus pensamientos, sino «hacia» ellos. Obsérvalos como si fuesen nubes desplazándose por el cielo. Relaciónate con ellos como un flujo, como una corriente de acontecimientos mentales. No olvides que «los pensamientos no son hechos».

✧ Advierte cualquier *sentimiento* y *emoción* apenas aparezca. ¿Puedes dejar que vengan y vayan sin empeñarte en rechazar los que te desagraden ni aferrarte a los que te gusten? Abrázalo todo en tu conciencia con una perspectiva amable.

Paso 2: recogimiento

Deja que tu conciencia se unifique en torno a la experiencia de la respiración en el cuerpo. Concentra tu atención en la respiración y experimenta las sensaciones procedentes de delante, los lados y detrás del torso, del interior del torso y de la superficie del torso. Identifica las distintas sensaciones que acompañan a la inspiración y a la espiración. ¿Puedes descansar en el flujo de la respiración? Deja que todo cambie instante tras instante. Utiliza la respiración para anclar tu conciencia en el momento presente y en el cuerpo. Recuerda que, cada momento en el que adviertas que tu mente está divagando, es un «momento mágico» de conciencia, porque es un momento en el que «has despertado» y dirige luego de nuevo tu mente a la respiración profunda en el cuerpo.

Paso 3: expansión

Expande y amplía amablemente tu conciencia hasta llegar a incluir todo tu cuerpo. Siente el peso y la forma del cuerpo mientras permaneces sentado, de pie o acostado. Siente el efecto de la respiración en todo tu cuerpo. Imagina que estás inspirando y espirando en todas direcciones, una respiración de 360°. Asegúrate, si tienes dolor o malestar, que tu conciencia permanece lo suficientemente abierta para abrazar ese dolor o ese malestar. Cultiva la aceptación de toda tu experiencia. Familiarízate con ella. Expande ahora más todavía tu conciencia hasta llegar a ser consciente de todos los sonidos, tanto de dentro como de fuera de la habitación. Sé consciente de las personas que te rodean. Luego imagínate expandiendo más tu conciencia hasta llegar a incluir a toda la humanidad. Imagina a todo el mundo respirando.

Abre ahora suavemente los ojos y mueve despacio tu cuerpo. Retoma las actividades de tu vida cotidiana llevando contigo esta conciencia.

Liberador de hábitos:
lleva a cabo algunos actos bondadosos al azar

Una de las formas más mágicas de enriquecer la vida de una persona consiste en dedicarle un acto bondadoso inesperado. Trata pues, cada día de esta semana, de llevar a cabo un acto bondadoso hacia otra persona. Y, si te sientes especialmente atrevido, trata de ser amable incluso con una persona con quien tengas dificultades o te resulte desagradable. Recuerda que la alegría reside más en el hecho de dar que en el agradecimiento que a cambio recibirás. No es necesario que hagas grandes regalos ni cosas extravagantes. Mantener abierta una puerta para dejarle pasar antes que tú o pagar un refresco a un amigo o compañero de trabajo también cuentan. Piensa en tus amigos, en tus familiares y en tus compañeros de trabajo. ¿Cómo podrías mejorar un poco su vida? ¿Hay algo que puedas hacer para mejorar su vida? Si sabes, por ejemplo, que un compañero de trabajo se siente presionado por un determinado trabajo, puedes dejarle un pequeño obsequio en su escritorio a primera hora de la mañana, como un ramillete de flores o una barrita de chocolate o ayudarle a ordenar su escritorio, actos pequeños que pueden transformar su día. También podrías preparar té o café con más frecuencia de la habitual.

Quizás, en casa, podrías hacer algo que sabes que tu pareja odia hacer o prepararle tal vez su plato favorito. También puedes cuidar al hijo de un vecino o de un amigo. ¿Y por qué, si has terminado un buen libro, no dejarlo en un banco del parque o en el asiento de un autobús? ¿Por qué no donarlo a una biblioteca? ¿Por qué no haces «limpieza» y te desembarazas de cosas que ya no quieres (ni necesitas) donándolas a una entidad caritativa? También puedes tratar de «reciclar» (freecycle.org y freegle.org son movimientos internacionales que te ayudan a deshacerte de objetos viejos para donarlos a personas que los necesitan y están dispuestas a recogerlos).

A menudo no ayudamos a los demás por vergüenza o miedo a parecer raros o débiles. Si este es el caso, presta atención a esas sensaciones fugaces, abrázalas y sostenlas unos instantes en tu conciencia y luego sigue tu camino. No te importe, en lo que respecta a la bondad, pecar por exceso.

11. Semana 8:
La vida vive a través de ti

«El otro día recibí una carta. Apenas vi el sobre supe quien era el remitente y decidí buscar un lugar tranquilo para leerla con calma.»

Como Lotty acababa de asistir a un curso de mindfulness, sabía perfectamente lo que tenía que hacer para prepararse mentalmente para leer esa carta. Y, para estar en condiciones de asimilar lo que contenía, necesitaba antes recogerse, porque sabía que su lectura quizás no fuese fácil.

«Iré al baño de la planta baja –se dijo–. Es el único lugar en el que los chicos no me buscarán. Hay quienes tienen un tocador, pero yo me contento con mi inodoro.

»Una vez ahí, me senté y empecé a leer lentamente la carta escrita con una letra tan familiar. Entonces reflexioné en el sincero y sabio consejo que me comunicaba y en lo importante que era para mí tenerlo bien en cuenta, porque –como ya habrá imaginado– se trataba de mi letra. Pero no, no se asuste, porque no he perdido la chaveta ni sufro de personalidad múltiple. Escribí la carta como ejercicio final de un curso de mindfulness al que asistí que ha acabado transformando mi vida. La letra tenía la intención de consolidar lo que habíamos aprendido en las ocho semanas. Teníamos que escribir una carta que nos recordase por qué es importante estar atentos y por qué es necesario hacer tiempo para ello.

»Yo había metido la carta en un sobre que entregué a mi profesora, que prometió enviármela un mes más tarde. La carta decía así:

"Querida Lotty:

La vida es demasiado corta y preciosa para preocuparse por tonterías. Siente y permanece atenta cada momento para no malgastarla. Si experimentas dolor o te encuentras en una situación en la que no quieres estar o te sientes ansiosa, estresada o infeliz, mira lo que puedes hacer para modificarla o para cambiar tu reacción al respecto.

Eres una buena persona, bondadosa, compasiva y empática y capaz de mostrar gran ternura. Ahora ha llegado el momento de ofrecerte a ti esta misma compasión y ternura.

Libérate del sufrimiento y de la culpa, porque no sirven para nada.

Dedica un tiempo a diario para meditar, ya sea cinco o cuarenta minutos. Esto es muy importante para tu salud y bienestar y merece la pena que lo tengas muy en cuenta.

Piensa antes de reaccionar a una situación difícil. Detente, respira y decide cuál es tu mejor alternativa.

Mereces salud, felicidad, amor, alegría y todo aquello en lo que siempre has soñado. Y, si miras bien, verás que ya estás rodeada de riqueza y alegría.

Con todo mi cariño

Lotty".»

La carta que Lotty se mandó ilustra perfectamente las ventajas universales del mindfulness. Al final de este capítulo te invitaremos a que te escribas una carta parecida, la metas en un sobre y pidas luego a un amigo que te la envíe dentro de un mes. Este será un recordatorio de las razones por las que debes continuar con tu práctica de mindfulness.

La última semana del programa de ocho semanas de mindfulness para la salud es, en realidad, la primera semana del resto de tu vida. Sea como fuere, sin embargo, la octava semana es todo un hito. En este capítulo revisaremos lo que has aprendido en las semanas anteriores y te ayudaremos a encontrar el modo de mantener tu práctica para que, si lo decides, puedas continuar el viaje de profundización de tu mindfulness.

En la medida en que el curso ha ido avanzado, has aprendido las habilidades básicas del mindfulness:

✧ **Conciencia focalizada:** aprender a prestar atención a una cosa a la vez para cultivar una sensación de tranquila estabilidad.

✧ **Conciencia abierta:** aprender a descansar tu mente en un campo de conciencia amplio y abierto y a observar cómo la experiencia de la vida cambia de continuo instante tras instante. Esto no solo mejorará tu percepción, sino que contribuirá también a que tu vida sea más armoniosa.

✧ **Bondad y compasión amorosa:** cultivando la aceptación y el cuidado de ti mismo y de los demás. Esto pone de relieve las similitudes y conexiones existentes entre todos nosotros, disolviendo el estrés y la reactividad y haciendo que nuestra vida vuelva a ser más sana y amable.

Veamos ahora, después de haber percibido quizás la estructura global del programa y las relaciones que lo configuran, un pequeño recordatorio.

Durante las primeras semanas del programa has aprendido a concentrar tu atención en la respiración y el cuerpo. Y también has aprendido a entregar tu peso a la gravedad, en lugar de generar más tensión oponiéndote a ella. En la medida en que has ido profundizando, la práctica te ha enseñado la existencia de dos tipos diferentes de sufrimiento, el primario y el secundario. Y aunque el sufrimiento primario pueda ser, a corto plazo, inevitable, no sucede lo mismo con el sufrimiento secundario. La mayor parte del dolor y malestar que *experimentas* es un sufrimiento secundario y, en la medida en que cobres conciencia de ello, tu sufrimiento se aliviará. Las primeras semanas también pusieron de relieve la modalidad «hacer» de la mente, un enfoque lógico, racional y centrado en la solución de problemas. Y, aunque sea uno de los grandes avances de la humanidad, puede generar muchos problemas cuando te empeñas en emplearlo para una tarea para la que simplemente no está preparada, como «resolver» lógicamente una emoción o un estado mental perturbador o tratar de «desembarazarte» de la enfermedad o el dolor crónicos. Esta es una de las principales fuerzas impulsoras del sufrimiento secundario y de la creación de la ansiedad, el estrés, la depresión y el agotamiento. Estos problemas tienden a resolverse con el cambio a la modalidad «ser». Con el paso del tiempo, te das cuenta de que la modalidad ser es el estado de conciencia pura que yace detrás de toda la niebla de pensamientos y emociones. Este cambio de perspectiva te permite ver tus pensamientos tal y como aparecen en tu mente, en toda su cambiante belleza. No es de extrañar que, cuando cobras conciencia de los pensamientos y emociones «negativos», veas cómo acaban disolviéndose y llevándose consigo la ansiedad, el estrés, la depresión y el sufrimiento que estabas experimentando. Pero, para ello, hay que dejar de mirar «desde» los pensamientos y aprender a mirar «hacia» ellos. Así acabas dándote cuenta de que, por más que afirmen serlo, los pensamientos no son hechos.

Los ejercicios de movimiento consciente te enseñaron luego a dirigir el flujo natural de la respiración a los movimientos más amplios de tu cuerpo. Y esto te enseñó a llevar mindfulness a todos los movimientos, grandes o pequeños, de tu vida cotidiana. Luego tu viaje te permitió descubrir tu propio «ritmo de atención plena» y acompasarte a él para no forzar excesivamente el cuerpo o la mente ni caer en el ciclo de explosión y contracción.

En la medida en que pasaban las semanas, aprendiste a contrarrestar la tendencia a ser demasiado duro o crítico contigo cultivando la autoaceptación y dirigiendo hacia ti una atención compasiva. Así aprendiste a acercarte amable y bondadosamente al malestar, lo que te llevó a aceptar, en lo más profundo de tu alma, las cosas que no puedes cambiar (sufrimiento primario) y esforzarte en modificar aquellas otras que sí puedes cambiar (sufrimiento secundario).

Esto, a su vez, te abrió la puerta a la valoración de los aspectos agradables de tu vida cotidiana, que ha sido una de las habilidades más importantes que este curso te ha enseñado.

Después aprendiste a ampliar tu conciencia –como si dieras un paso atrás y tu visión se expandiese o y te permitiera contemplar el paisaje a través de un objetivo gran angular– y crear así un «recipiente más amplio» para tus experiencias. Esto te proporcionó la capacidad de mantener simultáneamente en tu conciencia el placer y el dolor y te ayudó a ver la naturaleza fluida y cambiante de la experiencia. Esta visión te enseñó a soltar la tendencia automática a aferrarte al placer, alejarte del dolor y a vivir en una sensación de «flujo». Así fue como recuperaste una sensación de equilibrio y estabilidad que puso fin a cualquier lucha con la realidad de la vida.

Pero esta sensación de amabilidad y compasión hacia ti, aunque transformaba tu sufrimiento y estrés, no *bastaba* para proporcionarte el bienestar completo. Todavía debías ampliar más el círculo de la compasión hasta llegar a incluir a los demás. De este modo aprendiste a expandir el foco de tu conciencia más allá de ti e incluir a los demás. Esto contribuyó a cambiar tu perspectiva desde la separación y el aislamiento hasta la conexión.

Estos pasos te han ayudado a asumir uno de los principios fundamentales del mindfulness, según el cual, aunque no puedes impedir que el mundo cambie, tus actos pueden influir en la dirección de tu viaje. Y es que, por más que el camino sea difícil –y, en ocasiones, hasta tortuoso–, la dirección que toma tu vida es cosa tuya. Dejar de *reaccionar* a tu experiencia y aprender, en su lugar, a *responder* amable y compasivamente a ella, puede enriquecer tu vida y tornarla más satisfactoria. Reaccionar no hace más que complicar las cosas y generar sufrimiento. Aunque es necesario mucho entrenamiento para que esta actitud impregne tu vida, un solo segundo de atención plena puede ser muy útil.

A partir de aquí empieza realmente la octava semana. Este momento jalona el comienzo del resto de tu vida, en el que disolverás el estrés y el sufrimiento residual.

PRÁCTICAS PARA LA SEMANA 8

✧ Diez minutos de meditación del escáner corporal (véase página 87; audio n° 1) seis de los siete días de la semana siguiente.

✧ Diez minutos de la meditación del ancla de la respiración (véase página 117; audio 2) para llevar a cabo seis de los siete días de la semana siguiente. Quizás quieras practicar también alguna de las demás meditaciones que esta semana te parezcan especialmente relevantes.

✧ Sigue practicando el espacio de respiración de tres minutos (véanse páginas 246-248).

✧ Escríbete una carta a ti mismo (véase página 265).

Una vez terminadas las meditaciones formales de esta semana, necesitas identificar una razón para continuar con la práctica. Después de todo, estás invirtiendo en ello tu tiempo, el más preciado de los bienes del mundo cada vez más acelerado en que vivimos. Conviene pensar ahora en esas razones porque, de lo contrario, acabarás desviándote y concediendo importancia a cuestiones que no la merecen. Pregúntate por qué quieres continuar con la práctica. Quizás quieras para ello cerrar los ojos...

Piensa...

Imagínate arrojando una piedra a un pozo profundo y escuchando el eco que provoca al llegar al fondo. Ese eco puede encerrar las razones más profundas que expliquen tu necesidad de seguir con la práctica. Entre ellas cabe destacar:

✧ mantener controlado el dolor

✧ vivir una vida plena, a pesar del dolor que puedas experimentar

✧ aliviar el estrés y la infelicidad

✧ practicar por el bien de tu familia

✧ permanecer tranquilo y energetizado

✧ permanecer libre del enfado, la amargura y el cinismo

✧ vivir cada día un poco más abierto y agradecido

Aquí te invitamos a revisar las razones y deseos más profundos que expliquen tu perseverancia con la práctica. Hay personas a las que les basta con una o dos de la razones esbozadas, mientras que otros necesitan más.

Sean cuales fueren, sin embargo, las razones para continuar con la práctica, debes elegir también las meditaciones que, a largo plazo, *te* resulten sostenibles. Recuerda que tus decisiones no son fijas y definitivas y que, en consecuencia, pueden cambiar de año en año y hasta de día en día. Hay veces en que puedes sentir la necesidad de concentrarte únicamente en la respiración y el cuerpo a través del escáner corporal (véase página 87) o en la meditación del ancla de la respiración (véase página 117), mientras que, en otras, puedes sentir una sensación de aislamiento y querer recuperar el contacto con la vida a través de la meditación de la conexión (véase página 236). Y, si tu dolor o malestar irrumpen de nuevo, quizás sea especialmente interesante la meditación de la aceptación compasiva (véase página 162). Siéntete libre para combinar estas prácticas del modo en que más útil te resulte.

¿Durante cuánto tiempo debes meditar?

Deja que sea la práctica misma la que te lo diga. La mayor parte de los días deberías meditar entre diez o veinte minutos, aunque habrá días en que quieras practicar más tiempo (puedes encontrar meditaciones más largas en www.respiravida-breathworks.net). Recuerda, cuando consideres el tiempo que debes meditar, que el significado original de una de las palabras pali que, en inglés, se traducen como «meditación», es el de «cultivo». Y es que con la meditación, como sucede con la fruta, no conviene acelerarse. Ambos son procesos que se despliegan a lo largo de los meses y los años. Necesitas practicar la mayoría de los días. ¿Por qué, si necesitas saber cuánto tiempo meditar, no vas al huerto de tu mente y lo decides por ti mismo?

Los maestros de yoga dicen que el más difícil de todos los movimientos es el de seguir en la esterilla. Recuerda esto cuando, durante la práctica, tropieces con alguna resistencia y empieza simplemente de nuevo. Asume que meditarás un minuto... y lo más normal será que lo hagas más tiempo.

Sea cual fuere la meditación que elijas, sé creativo y flexible. Mira, cada vez que practiques, si puedes aproximarte a la meditación con una sensación de sorpresa y novedad, una actitud fresca e inocente perfectamente resumida en la expresión «mente de principiante». Esta actitud, que el maestro zen Shunryu Suzuki explica diciendo que «en la mente del principiante caben muchas posibilidades mientras que en la del experto solo caben unas pocas», te ayudará a mantener la humildad y disposición necesarias para aprender.[1]

Recuerda también que el mindfulness va mucho más allá de la meditación de diez minutos que has encontrado en este libro. Se trata de una cualidad de conciencia que puedes aplicar a toda tu vida. Puede ser muy útil que, partiendo de lo que has aprendido, desarrolles tu propia «caja de herramientas» del mindfulness a la que puedes apelar si el sufrimiento regresa o la vida se te escapa de las manos. En el cuadro que presentamos a continuación encontrarás ideas muy útiles al respecto.

CAJA DE HERRAMIENTAS DEL MINDFULNESS

Es muy útil contar con una «caja de herramientas» que contenga todo lo necesario para que te sirva de «botiquín» para encarrilar tu vida cuando las cosas se pongan feas. Y es importante que la prepares anticipadamente para poder emplearla cuando la necesites.

Siéntate tranquilamente, recuerda las técnicas e ideas del programa que más útiles te hayan parecido y toma buena nota de ellas. La cuestión consiste en esbozar una lista de ideas, frases y técnicas que te ayuden a detenerte, hacer una pausa y estar un poco más atento. La lista también debe incluir unas cuantas prácticas breves que te alienten a comprometerte de nuevo con la vida y con el mindfulness.

Elige todas las «herramientas» que quieras. Puedes tomar una de cada semana del programa, más un par de extras o quizás un puñado que reúna las que te hayan parecido más interesantes. Incluye ideas y prácticas que abarquen la mayoría de las situaciones en las que te encuentres. Y, para evitar posibles vacilaciones, empieza la lista ahora mismo. «No importa que no sepas cómo empezar. ¡Hay quienes eligen simplemente al azar!».

Una vez que hayas preparado tu caja de herramientas puedes llevarla contigo donde vayas, dejándola en algún lugar en el que puedas verla con regularidad. Recuerda también la necesidad de revisar de vez en cuando las herramientas. Quizás entonces descubras la posibilidad de incluir nuevos elementos.

Estos son algunos de los ítems que quizás quieras tener en cuenta:

❖ Haz un espacio de respiración de tres minutos: no olvides detenerte regularmente en mitad de tu vida cotidiana y volver a concentrarte en el cuerpo respirando.

❖ Recuerda que «los pensamientos no son hechos» y la necesidad de mirar «hacia» los pensamientos en lugar de hacerlo «desde» ellos. No te tomes muy en serio tus pensamientos y tus emociones, especialmente los negativos.

❖ Descansa antes de verte obligado a hacerlo. No olvides la necesidad de mantener un ritmo sostenible.

❖ Recuerda la diferencia entre sufrimiento primario y sufrimiento secundario.

✧ Toma buena nota de aquello que te resulte agradable. Pregúntate: «¿Cuántas cosas placenteras puedo advertir en este momento?».

✧ ¿Es esta la voz de la modalidad hacer ofreciéndose para llevar a cabo una tarea para la que no está preparada?

✧ Sonríe, aunque tu sonrisa sea forzada. Respira. ¿Adviertes alguna tensión en los hombros, el cuello, los brazos, las manos...?

✧ Empieza el día plenamente atento. Observa, apenas abras los ojos, el lugar en que te encuentres... El techo, las paredes... ¿Qué puedes sentir, oír, oler...?

✧ Muévete lentamente. Sé consciente de tu movimiento y de la respiración.

✧ Familiarízate con tus sentimientos. Dirige una atención amable y bondadosa a tus emociones, aun a las más difíciles.

✧ Cuando te sientas cansado, frustrado, estresado, ansioso o dolorido –o cuando tengas algún sentimiento o sensación difícil–, detente y lleva a cabo un espacio de respiración de tres minutos.

✧ Haz algunos movimiento conscientes, aunque solo sea un minuto (rodando los hombros, por ejemplo).

✧ Recuerda que la felicidad y la tristeza son gemelos; coexisten y acaban fundiéndose.

✧ Acción atenta: realiza atentamente y con plena conciencia lo que, en este momento, estés haciendo.

✧ No seas un bote, sino un yate. Navega tranquilamente por las olas de la vida, en lugar de estar a la deriva y a merced de las olas.

✧ Recuerda las tres «ces» (cuidado, compasión y compromiso) con la vida tal y como es, en lugar de como querrías que fuese.

✧ Relaja las tensiones: ¿adviertes alguna tensión en la mandíbula, los hombros, el cuello, las manos o cualquier otro lugar? Respira y afloja la tensión.

✧ No te quedes atrapado en el pasado ni en el futuro. Todos los pensamientos son provisionales. Déjalos pasar.

✧ *Actúa*, en lugar de *reaccionar*, ante tus pensamientos y emociones. Y, cuando adviertas su aparición, expande tu conciencia.

✧ ¿Ves alguna sensación de resistencia? ¿Querrías, en lugar de estar aquí y ahora, estar en cualquier otro lugar? Relájate y sé amable. Si te sientes embotado, haz un zum y acércate, y si, por el contrario, te sientes desbordado, haz un zum y aléjate.

✧ Recuerda la necesidad de aceptar las cosas que no puedes cambiar de inmediato y *cambiar* aquellas cosas que sí puedes cambiar. Esto solo requiere un paso. Sé amable con tus sentimientos de «no aceptación». Abrázalos y comprométete a echar otro vistazo a la situación mañana, la semana que viene, el mes que viene o el año que viene.

✧ Recuerda que la respiración siempre va contigo.

✧ Piensa en los demás. Lleva a cabo un acto azaroso de bondad.

✧ Detente, respira y recuerda que todos estamos conectados.

✧ Tómate una taza de té, una pasta y siéntate durante cinco minutos.

Asegúrate, sean cual fueren las prácticas que finalmente elijas, de que mantienes el ritmo de la atención plena en la vida cotidiana y sigue con ello si te parece útil. Probablemente descubras entonces que subes el listón poco a poco, pero sé cuidadoso para no caer en un ciclo de explosión y contracción. Sé prudente en lo que respecta al establecimiento de líneas de referencia.

En la medida en que, a lo largo de los próximos meses o años, vaya profundizándose tu práctica del mindfulness, descubrirás que el espacio de respiración de tres minutos acaba convirtiéndose en uno de tus mejores aliados. Cuando el mundo está desmoronándose, cuando el sufrimiento y el estrés parecen insuperables y cuando la depresión y el agotamiento acechan, tu día deberá verse puntuado por espacios de respiración. Esta es también una forma amable de mantenerte en contacto con tu línea de referencia. De modo que, si te vieras obligado a elegir una única práctica, esa debería ser el espacio de respiración.

¿Y qué podemos decir con respecto a los liberadores de hábitos? Nuestra forma habitual de pensar y de comportarnos tiende a conservar en su sitio el sufrimiento, de modo que una parte regular de nuestra vida debe dedicarse a relajar amablemente esa tensión. Ahora has aprendido que esto puede ser tan sencillo como detenerte unos instantes, dejar que tu peso lo sostenga la gravedad, calentar agua para preparar una taza de té y esperar hasta que hierva, tomar un camino diferente para ir al trabajo o sentarte en un banco de un parque a observar la puesta de sol. El simple hecho de cambiar tus rutinas habituales puede ayudarte a reducir el estrés y la tensión que exacerba el sufrimiento. Esto te ayudará a alejarte del piloto automático y de la modalidad habitual y compulsiva de «hacer» y te acercará a la modalidad «ser» y vivir con más decisión. Los liberadores de hábitos son prácticas extraordinarias para llevar la atención plena a la vida cotidiana. De modo que, si tuvieras que elegir una segunda cosa de este curso, debería tratarse de un liberador de hábitos.

Descubrir el verdadero bienestar

La vida, para quien sufre de dolor crónico, enfermedad o estrés, puede resultar intolerable. En tal caso, puede parecer que el mundo está conspirando contra nosotros, como si hubiera sido diseñado para complicar nuestra vida. En las horas más oscuras, pueden aflorar los sentimientos de impotencia y desesperación, pero es precisamente entonces cuando puedes aprender las lecciones más profundas. Porque, si aprendes a dejar a un lado el ruido el tiempo suficiente para respirar simplemente, podrás echar un vistazo a una nueva forma de vivir. Si puedes sonreírte internamente y mostrarte un poco de bondad, empezarás a crear una delgada corriente en tu interior que fluye hacia una mayor conciencia y compasión. Cada instante de conciencia es como una gota del rocío matutino que se añade a una corriente que crece poco a poco hasta convertirse en un pequeño arroyo que acaba desembocando en un río. Así es como la corriente adquiere, al cabo de un tiempo, tal impulso que la bondad y la compasión, tanto hacia uno como hacia los demás, se convierte en el estado natural de las cosas. Esta bondad disuelve el sufrimiento y el estrés y deja, a su paso, una auténtica sensación de bienestar.

Escríbete una carta a ti mismo

Llegados a este punto estarás, finalmente, en condiciones de escribirte una carta. Puede ser una carta como la de Lotty u otra completamente diferente. No existe ninguna carta ideal, no existe ninguna forma «correcta» o «incorrecta» de hacerlo. Escribe simplemente la carta que te gustaría recibir recordándote todas las cosas que has conseguido en este curso, subrayando tus cualidades y tus ideales. Lo que nosotros te ofrecemos es un lienzo en blanco y nadie tiene que ver lo que, en él, decides pintar.

Cuando hayas concluido la carta, métela en un sobre, ponle un sello y dásela un amigo para que te la envíe dentro de un mes.

Suceda lo que suceda y escribas lo que escribas, recuerda las siguientes palabras del Nobel Derek Walcott:

Amor después del amor

Llegará el día en que,
jubiloso,
saldrás a recibirte,
abrirás la puerta,
darás la bienvenida
a ese yo que ves en el espejo
y, sonriendo agradecido,

dirás: «Pasa, siéntate, come».
Entonces volverás a amar al extraño que fuiste.

Ofrécele pan, obséquiale con vino y entrega tu corazón a ese yo,
a ese extraño que no ha dejado de amarte

durante toda tu vida, ese que te conoce de memoria
y al que, hasta ahora, has ignorado.
Recoge las cartas del escritorio,

las fotografías, las notas desesperadas,
despega tu imagen del espejo,
siéntate y celebra tu vida.

Notas

Prólogo

1. García Campayo J, Sanz Carrillo C, Lasa G. «La enfermedad y el sentido del sufrimiento». *Cuadernos de Bioética*, 25, págs. 50-57, 1996.
2. «Empatía: La quintaesencia del arte de la medicina». Med Clin (Barc), 105, págs. 27-30, 1995.

Capítulo 1

1. Brown, Christopher A., Jones, Anthony K.P., (2013) «Psychobiological Correlates of Improved Mental Health in Patients With Musculo- skeletal Pain After a Mindfulness-based Pain Management Program», *Clinical Journal of Pain*, 29(3), págs. 233-44.
2. Baer, R.A., Smith, G.T., Hopkins, J., Kreitemeyer, J. y Toney, L. (2006), «Using Self-report Assessment Methods to Explore Facets of Mindfulness», *Assessment,* 13, págs. 27-45.
3. Brown, Christopher A., Jones, Anthony K.P., (2013) «Psychobiological Correlates of Improved Mental Health in Patients With Musculo- skeletal Pain After a Mindfulness-based Pain Management Program», *Clinical Journal of Pain*, 29(3), págs. 233-44.
4. Zeidan, F., Martucci, K.T., Kraft, R.A., Gordon, N.S., McHaffie, J.G. y Coghill, R.C. 2011, «Brain Mechanisms Supporting the Modulation of Pain by Mindfulness Meditation», *Journal of Neuroscience*, 31(14), pág. 5540. Ver también los comentarios sobre la eficacia de la morfina realizados al respecto por Fadel Zeidan, de la Facultad de Medicina de la Wake Forest University en http://ow.ly/i8rZs.
5. Kabat-Zinn, J., Lipworth, L., Burncy, R. y Sellers, W. (1986), «Four-year Follow-up of a Meditation-based Program for the Self-regulation of Chronic Pain: Treatment

Outcomes and Compliance», *Clinical Journal of Pain*, 2, pág. 159; Morone, N.E., Greco, C.M. y Weiner, D.K. (2008), «Mindfulness Meditation for the Treatment of Chronic Low Back Pain in Older Adults: A Randomized Controlled Pilot Study», *Pain*, 134(3), págs. 310-19; Grant, J.A. y Rainville, P. (2009), «Pain Sensitivity and Analgesic Effects of Mindful States in Zen Meditators: A Cross-sectional Study», *Psychosomatic Medicine*, 71(1), págs. 106-14.

6. Brown, Christopher A., Jones, Anthony K.P. 2013, MD, «Psychobiological Correlates of Improved Mental Health in Patients With Musculoskeletal Pain After a Mindfulness-based Pain Management Program», *Clinical Journal of Pain*, 29(3), págs. 233-44.

7. Zeidan, F., Martucci, K.T., Kraft, R.A., Gordon, N.S., McHaffie, J.G. y Coghill, R.C. 2011, «Brain Mechanisms Supporting the Modulation of Pain by Mindfulness Meditation», *Journal of Neuroscience*, 31(14), pág. 5540. Ver también los comentarios sobre la eficacia de la morfina realizados al respecto por Fadel Zeidan, de la Facultad de Medicina de la Wake Forest University en http://ow.ly/i8rZs.

8. Grossman, P., Tiefenthaler-Gilmer, U., Raysz, A. y Kesper, U. (2007), «Mindfulness Training as an Intervention for Fibromyalgia: Evidence of Postintervention and 3-year Follow-up Benefits in Well-being», *Psychotherapy and Psychosomatics*, 76, págs. 226-233; Sephton, S. E., Salmon, P., Weissbecker, I., Ulmer, C., Floyd, A., Hoover, K., *et al.* (2007), «Mindfulness Meditation Alleviates Depressive Symptoms in Women with Fibromyalgia: Results of a Randomized Clinical Trial», *Arthritis & Rheumatism*, 57, págs. 77-85; Schmidt, S., Grossman, P., Schwarzer, B., Jena, S., Naumann, J. y Walach, H. (2011), «Treating Fibromyalgia with Mindfulness-based Stress Reduction: Results from a 3-armed Randomized Controlled Trial», *Pain* 152, págs. 361-9.

9. Morone, N.E., Lynch, C.S., Greco, C.M., Tindle, H.A. y Weiner, D.K. (2008b), «I felt Like a New Person» - The Effects of Mindfulness Meditation on Older Adults with Chronic Pain: Qualitative Narrative Analysis of Diary Entries», *Journal of Pain*, 9, págs. 841-8.

10. Gaylord, S.A., Palsson, O.S., Garland, E.L., Faurot, K.R., Coble, R. S., Mann, J.D., *et al.* (2011), «Mindfulness Training Reduces the Severity of Irritable Bowel Syndrome in Women: Results of a Randomized Controlled Trial», *American Journal of Gastroenterology*, 106, págs. 1678-88.

11. Grossman, P., Kappos, L., Gensicke, H., D'souza, M., Mohr, D.C., Penner, I. K., *et al.* (2010), «MS Quality of Life, Depression, and Fatigue Improve after Mindfulness Training: A Randomized Trial», *Neurology*, 75, págs. 1141-9.

12. Speca, M., Carlson, L., Goodey, E. y Angen, M. (2000), «A Randomized, Wait-list Controlled Clinical Trial: The Effect of a Mindfulness Meditation-based Stress Reduction Program on Mood and Symptoms of Stress in Cancer Outpatients», *Psychosomatic Medicine*, 62, págs. 613-22.

13. Jha, A., *et al.* (2007), «Mindfulness Training Modifies Subsystems of Attention», *Cognitive Affective and Behavioral Neuroscience*, 7, págs. 109-19; Tang, Y.Y., Ma, Y., Wang, J., Fan, Y., Feng, S., Lu, Q., *et al.* (2007), «Short-term Meditation Training Improves Attention and Self- regulation», *Proceedings of the National Academy of Sciences (US)*, 104(43), págs. 17152-6. McCracken, L.M. y Yang, S.-Y. (2008), «A Contextual Cognitive-behavioral Analysis of Rehabilitation Workers' Health and Well-being: Influences of Acceptance, Mindfulness and Values-based Action», *Rehabilitation Psychology*, 53, págs. 479-85; Ortner, C.N.M., Kilner, S.J. y Zelazo, pág. D. (2007), «Mindfulness Meditation and Reduced Emotional Interference on a Cognitive Task», *Motivation and Emotion*, 31, págs. 271-83; Brefczynski-Lewis, J.A., Lutz, A., Schaefer, H.S., Levinson, D.B. y Davidson, R.J. (2007), «Neural Correlates of Attentional Expertise in Long-term Meditation Practitioners», *Proceedings of the National Academy of Sciences (US)*, 104(27), págs. 11483-8.

14. Brown, Kirk Warren, Ryan, Richard, M. (2003), «The Benefits of Being Present: Mindfulness and its Role in Psychological Well-being», *Journal of Personality and Social Psychology*, 84(4), págs. 822-48; Lykins, Emily L.B. y Baer, Ruth A. (2009), «Psychological Functioning in a Sample of Long-Term Practitioners of Mindfulness Meditation», *Journal of Cognitive Psychotherapy*, 23(3), págs. 226-41.

15. Ivanowski, B. y Malhi, G.S. (2007), «The Psychological and Neurophysiological Concomitants of Mindfulness Forms of Meditation», *Acta Neuropsychiatrica,* 19, págs. 76-91; Shapiro, S.L., Oman, D., Thoresen, C.E., Plante, T.G. y Flinders, T. (2008), «Cultivating Mindfulness: Effects on Well-being», *Journal of Clinical Psychology*, 64(7), págs. 840-62; Shapiro, S.L., Schwartz, G.E. y Bonner, G. (1998), «Effects of Mindfulness-based Stress Reduction on Medical and Pre-medical Students», *Journal of Behavioral Medicine,* 21, págs. 581-99.

16. Ver NICE Guidelines for Management of Depression (2004, 2009). Ma, J. y Teasdale, J.D. (2004), «Mindfulness-based Cognitive Therapy for Depression: Replication and Exploration of Differential Relapse Prevention Effects», *Journal of Consulting and Clinical Psychology,* 72, págs. 31-40; Segal, Z.V., Williams, J.M.G. y Teasdale, J.D., *Mindfulness-based Cognitive Therapy for Depression: A New Approach to Preventing Relapse* (Guilford Press, 2002); Kenny, M.A. y Williams, J.M.G. (2007), «Treatment-resistant Depressed Patients Show a Good Response to Mindfulness-Based Cognitive Therapy», *Behaviour Research & Therapy*, 45, págs. 617-25; Eisendraeth, S.J., Delucchi, K., Bitner, R., Fenimore, P., Smit, M. y McLane, M. (2008), «Mindfulness-Based Cognitive Therapy for Treatment-Resistant Depression: A Pilot Study», *Psychotherapy and Psychosomatics*, 77, págs. 319-20; Kingston, T., *et al.* (2007), «Mindfulness-based Cognitive Therapy for Residual Depressive Symptoms», *Psychology and Psychotherapy*, 80, págs. 193-203.

17. Bowen, S., *et al.* (2006), «Mindfulness Meditation and Substance Use in an Incarcerated Population», *Psychology of Addictive Behaviors*, 20, págs. 343-7.
18. Hölzel, B. K., Ott, U., Gard, T., Hempel, H., Weygandt, M., Morgen, K. y Vaitl, D. (2008), «Investigation of Mindfulness Meditation Practitioners with Voxel-based Morphometry», *Social Cognitive and Affective Neuroscience*, 3, págs. 55-61; Lazar, S., Kerr, C., Wasserman, R., Gray, J., Greve, D., Treadway, M., McGarvey, M., Quinn, B., Dusek, J., Benson, H., Rauch, S., Moore, C. y Fischl, B. (2005), «Meditation Experience is Associated with Increased Cortical Thickness», *NeuroReport*, 16, págs. 1893-7; Luders, Eileen, Toga, Arthur W., Lepore, Natasha y Gaser, Christian (2009), «The Underlying Anatomical Correlates of Long-Term Meditation: Larger Hippocampal and Frontal Volumes of Gray Matter», *Neuroimage*, 45, págs. 672-8.
19. Tang, Y., Ma, Y., Wang, J., Fan, Y., Feg, S., Lu, Q., Yu, Q., Sui, D., Rothbart, M., Fan, M. y Posner, M. (2007), «Short-term Meditation Training Improves Attention and Self-regulation», *Proceedings of the National Academy of Sciences*, 104, págs. 17152-6.
20. Davidson, R.J. (2004), «Well-being and Affective Style: Neural Substrates and Biobehavioural Correlates», *Philosophical Transactions of the Royal Society*, 359, págs. 1395-1411.
21. Lazar, S., Kerr, C., Wasserman, R., Gray, J., Greve, D., Treadway, M., McGarvey, M., Quinn, B., Dusek, J., Benson, J., Rauch, S., Moore, C. y Fischl, B. (2005), «Meditation Experience is Associated with Increased Cortical Thickness», *NeuroReport*, 16, págs. 1893-7.
22. Davidson, R.J., Kabat-Zinn, J. Schumacher, J., Rosenkranz, M., Muller, D., Santorelli, S.F., Urbanowski, F., Harrington, A., Bonus, K. y Sheridan, J.F. (2003) «Alterations in Brain and Immune Function Produced by Mindfulness Meditation», *Psychosomatic Medicine*, 65, págs. 564-70; Tang, Y., Ma, Y., Wang, J., Fan, Y., Feg, S., Lu, Q., Yu, Q., Sui, D., Rothbart, M., Fan, M. y Posner, M. (2007), «Short-term Meditation Training Improves Attention and Self-regulation», *Proceedings of the National Academy of Sciences*, 104, págs. 17152-6.
23. Epel, Elissa, Daubenmier, Jennifer, Tedlie Moskowitz, Judith, Folkman, Susan y Blackburn, Elizabeth (2009), «Can Meditation Slow Rate of Cellular Aging? Cognitive Stress, Mindfulness, and Telomeres», *Annals of the New York Academy of Sciences*, 1172; *Longevity, Regeneration, and Optimal Health Integrating Eastern and Western Perspectives*, págs. 34-53.
24. Walsh, R. y Shapiro, S.L. (2006), «The Meeting of meditative Disciplines and Western Psychology: A Mutually Enriching Dialogue», *American Psychologist*, 61, págs. 227-39.
25. *Ibid.*
26. Kabat-Zinn, J., Lipworth, L., Burncy, R. y Sellers, W. (1986), «Four- year Follow-up of a Meditation-based Program for the Self-regulation of Chronic Pain: Treatment

Outcomes and Compliance», *Clinical Journal of Pain*, 2, pág. 159; Brown, Christopher A., Jones, Anthony K.P. (2013), «Psychobiological Correlates of Improved Mental Health in Patients With Musculoskeletal Pain After a Mindfulness-based Pain Management Program», *Clinical Journal of Pain*, 29(3), págs. 233-44; Lutz, Antoine, McFarlin, Daniel R., Perlman, David M., Salomons, Tim V. y Davidson, Richard J. (2013), «Altered Anterior Insula Activation During Anticipation and Experience of Painful Stimuli in Expert Meditators», *Journal NeuroImage*, 64, págs. 538-46.

27. Baliki, Marwan N., Bogdan, Petre, Torbey, Souraya, Herrmann, Kristina M., Huang, Leijan, Schnitzer, Thomas J., Fields, Howard L. y Vania Apkarian, A. (2012), «Corticostriatal Functional Connectivity Predicts Transition to Chronic Back Pain», *Nature* Neuroscience, 15, págs. 1117-19.

28. Adaptado de *Mindfulness: A Practical Guide to Finding Peace in a Frantic World*, de Mark Williams y Danny Penman.

Capítulo 2

1. Wall, Patrick D. y Ronald Melzack, *The Challenge of Pain* (Penguin Books, 1982), pág. 98; Melzack, R. Wall, P.D. (1965), «Pain Mechanisms: A New Theory», *Science*, 150(3699), págs. 371-9.

2. Cole, Frances, Macdonald, Helen, Carus, Catherine y Howden-Leach, Hazel, *Overcoming Chronic Pain* (Constable & Robinson, 2005), pág. 37; Bond, M., Simpson, K., *Pain: Its Nature and Treatment* (Elsevier, 2006), pág. 16, proporciona una definición alternativa de la International Association for the Study of Pain del dolor agudo (que dura menos de un mes), dolor subagudo (que dura entre uno y seis meses) y dolor crónico (que dura seis meses o más).

3. «Health Survey for England 2011», *Health, Social Care and Lifestyles*, Capítulo 9 «Chronic Pain, The Health and Social Care Information Centre (NHS)» 20 de diciembre de 2012, www.ic.nhs.uk/catalogue/PUB09300.

4. Gaskin, Darrell J. y Richard, Patrick (2012), «The Economic Costs of Pain in the United States», *Journal of Pain*, 13(8), pág. 715.

5. «Health Survey for England 2011», *Health, Social Care and Lifestyles*, Capítulo 9 «Chronic Pain, The Health and Social Care Information Centre (NHS)» 20 de diciembre de 2012, www.ic.nhs.uk/catalogue/PUB09300.

6. NOP Pain Survey (2005), 23-25 septiembre, en nombre de la British Pain Society.

7. Ploghaus, Alexander, Narain, Charvy, Beckmann, Christian F., Clare, Stuart, Bantick, Susanna, Wise, Richard, Matthews, Paul M., Nicholas, J., Rawlins, P. y Tracey, Irene (2001), «Exacerbation of Pain by Anxiety Is Associated with Activity in a Hippocampal Network», *Journal of Neuroscience*, 21(24), págs. 9896-903.

8. Zeidan, Fadel, Martucci, Katherine T., Kraft, Robert A., Gordon, Nakia S., McHaffie, John G. y Coghill, Robert C. (2011), «Brain Mechanisms Supporting the Modulation of Pain by Mindfulness Meditation», *Journal of Neuroscience*, 31(14), págs. 5540-48. Ver también los comentarios sobre la eficacia de la morfina realizados al respecto por Fadel Zeidan, de la facultad de medicina de la Wake Forest University en http://ow.ly/i8rZs

Capítulo 4

1. Donna Farhi, *The Breathing Book*, (Harry Holt and Company, 1996).
2. Roberts, Monty, *The Man Who Listens to Horses* (Arrow Books, 1997).

Capítulo 5

1. Zindel V. Segal, J., Mark G. Williams, John Teasdale, *Mindfulness- Based Cognitive Therapy for Depression: A New Approach to Preventing Relapse*, The Guildford Press (New York), 2002 (ver pág. 73).
2. *Ibid.*
3. Zeidan, F., Grant, J.A., Brown, C.A., McHaffie, J.G., Coghill, R.C. (2012), «Mindfulness Meditation-related Pain Relief: Evidence for Unique Brain Mechanisms in the Regulation of Pain», *Neuroscience Letters* 520, págs. 165-173. Ver también: Brown, C.A., Jones, A.K.P., «Meditation Experience Predicts Less Negative Appraisal of Pain: Electrophysiological Evidence for the Involvement of Anticipatory Neural Responses», *PAIN* (2010), doi:10.1016/j.pain.2010.04.017. Ver también los comentarios realizados al respecto por Buhle, J. (2010), «Does Meditation Training Lead to Enduring Changes in the Anticipation and Experience of Pain?» *PAIN* 150, págs. 382-383.

Capítulo 6

1. Dickstein, Ruth, Deutsch, Judith E. (2007), «Motor Imagery in Physical Therapist Practice», *Physical Therapy*, 87(7), American Physical Therapy Association, July 2007, págs. 942-53.

Capítulo 7

1. Ver, a modo de ejemplo: Desbordes, Gaële, Negl, Lobsang T., Pace, Thaddeus W.W., Wallace, B. Alan, Raison, Charles L. y Schwartz, Eric L. (2012), «Effects of Mindful-attention and Compassion Meditation Training on Amygdala Response to Emotional Stimuli in an Ordinary, Non-meditative State», *Frontiers in Human Neuroscience Journal*, 6:29, doi:10.3389/fnhum.2012.0029

Capítulo 8

1. Hanson, R., *Buddah's Brain: The Practical Neuroscience of Happiness, Love and Wisdom*, (New Harbinger Publications, 2009).
2. Gilbert, Paul, *The Compassionate Mind* (edición de Constable de 2010); primera edición 2009; edición en rústica de 2010, pág. 34.
3. De «This», de Maitreyabandhu, *The Crumb Road* (Bloodaxe Books, 2013).

Capítulo 9

1. Del poema «Kindness», de Naomi Shihab Nye.
2. Originalmente acuñado por Dacher Keltner, PhD y actualmente empleado por otros científicos sociales punteros.
3. Los lectores interesados en una buena revisión al respecto harían bien en leer el capítulo 2 de *The Compassionate Mind*, de Paul Gilbert (Constable & Robinson, 2009).
4. Adaptado del capítulo 2 de *The Compassionate Mind* by Paul Gilbert (Constable & Robinson, 2009).
5. Costa, Joana y Pinto-Gouveia, José (2011), «Acceptance of Pain, Self- Compassion and Psychopathology: Using the Chronic Pain Acceptance Questionnaire to Identify Patients' Subgroups», *Clinical Psychology and Psychotherapy*, 18, págs. 292-302.
6. Carson, J.W., Keefe, F.J., Lynch, T.R., *et al.* (2005), «Loving-kindness Meditation for Chronic Low Back Pain: Results from a Pilot Trial», *Journal of Holistic Nursing*, 23, págs. 287-304.
7. Thaddeus, W.W., *et al.* (2009), «Effect of Compassion Meditation on Neuroendocrine, Innate Immune and Behavioral Responses to Psychosocial Sress», *Psychoneuroendocrinology*, 34, págs. 87-98.
8. Los lectores interesados en una buena revisión de la evidencia recopilada al respecto, pueden encontrarla en Halifax, J. (2011), «The Precious Necessity of Compassion», *Journal of Pain and Symptom Management*, 41(1), págs. 146-53.

9. Wren, Anava A., *et al.* (2012), «Self-Compassion in Patients With Persistent Musculoskeletal Pain: Relationship of Self-Compassion to Adjustment to Persistent Pain», *Journal of Pain and Symptom Management*, 43(4), págs. 759-70.

10. «The Compassionate Brain», serie de audio, «Session 1: How the Mind Changes the Brain», www.SoundsTrue.com, 2012. Entrevista entre el doctor Rick Hanson y el doctor Richard Davidson.

11. La «conciencia focalizada» es conocida, en la tradición budista, como *samatha* y a la «conciencia abierta» se la conoce como *vipassana*.

Capítulo 10

1. Cita de Calaprice, Alice (ed.) *Dear Professor Einstein: Albert Einstein's Letters to and from Children* (Princeton University Press, 2002).

2. Stout, C., Morrow, J., Brandt, E.N., Wolf, S. (1964), «Study of an Italian-American Community in PA; Unusually Low Incidence of Death from Myocardial Infarction», *JAMA*, págs. 188:845-49.

3. Egolf, B., Lasker, J., Wolf, S. y Potvin, L. (1992), «The Roseto Effect: A 50-year Comparison of Mortality Rates, *American Journal of Public Health*, 82(8), págs. 1089-92.

4. Fredrickson, Barbara L., Coffey, Kimberly A., Pek, Jolynn, Cohn, Michael A., Finkel y Sandra M. (2008), «Open Hearts Build Lives: Positive Emotions, Induced Through Loving-Kindness Meditation, Build Consequential Personal Resources», *Journal of Personality and Social Psychology,* 95(5), págs. 1045-62.

5. Adaptado de la terapia cognitiva basada en el Mindfulness (TCBM). Ver Segal, Zindel V., Williams, J. Mark G. y Teasdale, John, *Mindfulness-based Cognitive Therapy for Depression: A New Approach to Preventing Relapse* (The Guildford Press, 2002), pág. 241.

Capítulo 11

1. Shunryu Suzuki, *Zen Mind, Beginners' Mind* (Weatherhill, 1973), epígrafe.

Recursos

Equipamiento para meditación

Los siguientes ítems pueden facilitar la práctica del mindfulness y de la meditación:

✧ Para las posturas de meditación acostada: una esterilla de meditación o de yoga pueden ayudarte a estar más cómodo; un cojín de yoga colocado bajo las rodillas que alivie la presión de la columna y un antifaz que pueda ayudarte a relajar los ojos.

✧ En el caso de que medites arrodillado o sentado en el suelo, puedes emplear: un cojín de meditación (llamado también *zafu*); un banquito de meditación (un pequeño banco de madera bajo el cual puedes colocar tus rodillas) o un par de bloques de yoga (los más adecuados son los de 30,5 × 20,5 × 5 cm). Un cojín de estabilidad de caucho (comercializados con los nombres de «cojines de estabilidad», «cojines de equilibrio» o «discos de aire») inflado a la altura correcta y ubicado sobre los bloques de yoga contribuye también a reducir la tensión en la columna y el sacro.

✧ Asegúrate, en el caso de que medites sentado en una silla, de emplear una con el respaldo recto como, por ejemplo, una silla de comedor. También puede resultar útil colocar, bajo los pies, un cojín o un zafu de meditación y un cojín de estabilidad que puede aliviar la presión sobre el sacro y los isquiones [es decir, los huesos de las nalgas, que soportan el peso del cuerpo].

Los lectores que estén interesados en dónde conseguir estos artículos, pueden solicitar información al respecto en Respira Vida Breathworks (info@respiravida.net) o buscar en internet proveedores locales en el caso de que vivir fuera del Reino Unido. También es posible acceder a vídeos mostrando diferentes posturas y equipamiento de meditación en www.respiravida.net.

Movimiento consciente

Los movimientos conscientes presentados en este libro forman parte de un programa más amplio desarrollado por Respira Vida Breathworks. Los lectores interesados en ampliar su conocimiento sobre el amplio abanico de movimientos y el *pack* de «movimiento consciente» pueden informarse en info@respiravida.net

Mindfulness en la vida cotidiana

Es útil contar con una alarma que pueda ayudarte a establecer el ritmo. Para ello servirá cualquier alarma digital, pero lo ideal es encontrar un producto que tenga al menos dos ciclos rotatorios que puedan ayudarte a alternar los ciclos de actividad con los de reposo como, por ejemplo, quince minutos trabajando y cinco minutos acostado. Los relojes Timex Ironman ofrecen esa posibilidad (llamada «contador de intervalo de tiempo») y el reloj Enso (http://www.salubrion.com/products/ensoclock) también resulta, en este sentido, muy apropiado [y también pueden encontrarse aplicaciones para teléfonos inteligentes que cumplan con esas funciones].

Cursos «Mindfulness para la salud. MBPM» Respira Vida Breathworks

Hay varias formas de alentar el aprendizaje que pueden ayudarte a seguir el programa propuesto en este libro. Gracias a Respira Vida Breathworks puedes conectar con un grupo y trabajar con él en forma presencial u *online*. También puedes encontrar entrenamiento y apoyo individual. Tenemos profesores en la principales ciudades de España y México. Periódicamente también realizamos cursos *online* para todo el mundo hispanoparlante que los lectores interesados pueden encontrar en www.respiravida-breathworks.net.

Formación de «Profesor de mindfulness Respira Vida Breathworks»

La formación RespiraVida Breathworks es un abordaje innovador y multifacético para la autogestión del estrés, el dolor y la enfermedad crónicos basado en el mindfulness, con especial énfasis en la aceptación y la compasión y un programa también de movimientos conscientes (desarrollados a partir del yoga y de pilates).

«Mindfulness para la salud. MBPM», el programa principal de Breathworks es un desarrollo del programa de Reducción del Estrés Basado en el Mindfulness (REBM o REBAP) creado por el doctor

J. Kabat-Zinn (Universidad de Massachusetts), basado en elementos claves de la Terapia Cognitiva Basada en el Mindfulness (TCBM) de M. Williams, J. Teasdale y Z. Segal, las prácticas de meditación milenarias de la tradición budista y la aportación de Vidyamala Burch, fruto de treinta años de aplicación del mindfulness y la compasión a su propia experiencia de dolor crónico.

Llevamos más de quince años formando profesores en el Reino Unido, Australia, Holanda, Alemania, Bélgica, Suecia y Estados Unidos. En 2012 empezamos a ofrecerlo en español en España y México.

La formación de «profesor de mindfulness» que ofrecemos proporciona instrucciones tanto para el ejercicio personal del mindfulness como para la práctica profesional del mindfulness (como la aplicación del programa genérico «Mindfulness para la salud. MBPM» de 8 semanas).

Los lectores interesados en formarse como profesores acreditados de mindfulness de Respira Vida Breathworks y en detalles sobre retiros, talleres y formación profesional continuada pueden encontrar la información en: www.respiravida-breathworks.net

Otros sitios web relevantes

www.mindfulnessteachersuk.org.uk: Este sitio web contiene información sobre la red de organizaciones de formación de profesores basados en el mindfulness, comprometida en mantener la buena práctica y la integridad en los cursos basados en el mindfulness proporcionados en el Reino Unido. Se trata de una red apoyada por las organizaciones del Reino Unido que se encargan de la formación de profesores de cursos basados en el mindfulness.

www.umassmed.edu/cfm: sitio web del Center for Mindfulness de la Facultad de Medicina de la Universidad de Massachusetts. Se trata de una organización pionera en la aplicación del mindfulness a la sanidad que fue fundada por el doctor Jon Kabat-Zinn.

Instrucciones y recursos de meditación online

www.thebuddhistcentre.com: sitio web de la comunidad budista Triratna, la organización en la que practica Vidyamala.

www.meditacionyciencia.org: los lectores interesados en más información sobre el diálogo entre la ciencia moderna y la tradición pueden encontrarla visitando la Asociación de Meditación y Ciencia.

www.librosbudistas.com: recursos y libros sobre el mindfulness y la meditación en castellano.

www.meetingMindfulness.com: congreso de mindfulness que cada dos años organiza la Universidad de Zaragoza (España).

Retiros

La asistencia a un retiro presencial es una forma muy adecuada de consolidar el aprendizaje y la práctica en condiciones de apoyo muy adecuadas. Son muchos los centros de retiro distribuidos en muchos países que ofrecen un amplio abanico de posibilidades. Los lectores interesados encontrarán más información al respecto en internet. Los siguientes son solo un par de ejemplos:

En el Reino Unido:
www.goingonretreat.com

En España:
www.respiravida.net: Respira Vida Breathworks Internacional

www.bodhiyoga.es: Bodhiyoga: Yoga basado en el mindfulness

www.budismo-valencia.com: Comunidad Budista Triratna de Valencia:

www.budismo-barcelona.com: Comunidad Budista Triratna de Barcelona

En México:
Comunidad Budista Triratna en México: **www.budismo.com**

www.mindfulexperience.org: Hogar de The Mindfulness Research Guide, un recurso global que:

1. Proporciona información a investigadores y practicantes sobre el estado de las investigaciones científicas realizadas al respecto, lo que incluye artículos de investigación, herramientas de medida y centros dedicados a los resultados de la investigación realizada sobre el mindfulness.

2. Alberga el boletín mensual *Mindfulness Research* con el objetivo de mantener informados a los investigadores y practicantes sobre los avances realizados al respecto por la investigación.

Lecturas adicionales

Vidyamala y Danny han escrito otros libros interesantes sobre el material presentado en este:

Burch, V., *Living Well with Pain & Illness – Using Mindfulness to Free Yourself from Suffering* (Piatkus, 2008). Primer libro, muy recomendable, por cierto, de Vidyamala, fundamentalmente centrado en el uso del mindfulness para vivir bien con el dolor y la enfermedad.

Williams, M., y Penman D., *Mindfulness: A Practical Guide to Finding Peace in a Frantic World* (Piatkus, 2011), publicado por Rodale en Estados Unidos y Canadá con el título *Mindfulness: An Eight-week Plan for Finding Peace in a Frantic World*. Libro gemelo de *Mindfulness for Health*, escrito por Danny y el profesor Mark Williams, que incluye un programa de ocho semanas para ayudar al lector a romper el ciclo de infelicidad, estrés, ansiedad y agotamiento mental que puede estar inhibiendo su vida. Sumamente recomendable también como lectura adicional.

La selección que presentamos a continuación es, al mismo tiempo, una introducción y una invitación a explorar. Muchos de los maestros y autores han escrito más libros que los enumerados aquí y también tienen audios de meditación a los que el lector interesado puede acceder.

Meditación, salud y psicología

Bennett-Goleman, T., *Emotional Alchemy: How the Mind Can Heal the Heart* (Harmony Books, 2001).
Bertherat T. y Bernstein C., *The Body Has its Reasons* (Healing Arts Press, 1989).

Brazier, C., *A Buddhist psychology: Liberate Your Mind, Embrace Life* (Robinson Publishing, 2003).

Crane, R., *Mindfulness-based Cognitive Therapy* (Routledge, 2008).

Dahl, J., y Lundgren T., *Living Beyond Your Pain* (New Harbinger Publications, 2006).

Epstein, M., *Going on Being: Buddhism and the Way of Change, a Positive Psychology for the West* (Broadway Books, 2001).

Epstein, M., *Going to Pieces without Falling Apart: A Buddhist Perspective on Wholeness* (Thorsons, 1999).

Epstein, M., *Thoughts Without a Thinker: Psychotherapy from a Buddhist Perspective* (Basic Books, 2005).

Farhi, D., *The Breathing Book* (Henry Holt & Company, 1996).

Germer, C., *The Mindful Path to Self-Compassion: Freeing Yourself from Destructive Thoughts and Emotions* (Guilford Press, 2009).

Gilbert, P., *The Compassionate Mind: A New Approach to Life's Challenges* (Constable & Robinson Limited, 2010).

Gilbert, P., y Chodon, *Mindful Compassion* (Robinson, 2013).

Goleman, D., *Destructive Emotions: How Can We Overcome Them? A Scientific Dialogue with the Dalai Lama* (Bantam Books, 2004).

Goleman, D., *Emotional Intelligence* (Bantam Books, 1995).

Goleman, D., *Working with Emotional Intelligence* (Bantam Books, 1998).

Kabat-Zinn, J., *Coming to Our Senses* (Piatkus, 2005).

Kabat-Zinn, J., *Full Catastrophe Living* (Piatkus, 2001).

Klein, A., *Chronic Pain: The Complete Guide to Relief* (Carroll & Graf Publishing, 2001).

Kubler-Ross, E., *On Death and Dying* (Simon and Schuster, 1997).

Levine, S., *Healing into Life and Death* (Gateway Publications, 1989).

Levine, S., *Who Dies* (Gateway, 2000).

Neff, K., *Self-Compassion: Stop Beating Yourself Up and Leave Insecurity Behind* (HarperCollins, 2011).

Santorelli, S., *Heal Thy Self: Lessons on Mindfulness in Medicine* (Three Rivers Press, 2000).

Segal, Z., Williams, M. y Teasdale, J., *Mindfulness-based Cognitive Therapy for Depression: A New Approach for Preventing Relapse* (Guildford Press, 2002).

Smith, S., y Hayes, S., *Get Out of Your Mind and Into Your Life: The New Acceptance and Commitment Therapy* (New Harbinger Publications, 2005).

Williams, M., Segal, Z., Teasdale, J., y Kabat-Zinn J., *The Mindful Way Through Depression: Freeing Yourself from Chronic Unhappiness* (The Guildford Press, 2007).

Meditación y mindfulness

Analayo, Satipatthana, *The Direct Path to Realisation* (Windhorse Publications, 2003).

Bodhipaksa, *Wildmind: A Step-by-step Guide to Meditation* (Windhorse Publications, 2007).

Goldstein, J., *Insight Meditation: The Practice of Freedom* (Newleaf, 1994).

Goldstein, J. y Salzberg, S., *Insight Meditation: A Step-by-step Course on How to Meditate (*Sounds True Inc. 2002).

Hart, W., *Vipassana Meditation: The Art of Living as Taught by S.N. Goenka,* (Harper-Collins, 1987).

Kabat-Zinn, J., *Wherever You Go, There You Are: Mindfulness Meditation in Everyday Life* (Piatkus 2004).

Kamalashila, *Meditation: Buddhist Way of Tranquillity and Insight* (Windhorse Publications, 2003).

Paramananda, *Change Your Mind* (Windhorse Publications, 1996).

Rosenberg, L., *Breath by Breath* (Thorsons, 1998).

Salzberg, S., *Lovingkindness: The Revolutionary Art of Happiness* (Shambhala Publications, 2004).

Sangharakshita, *Living with Awareness* (Windhorse Publications, 2003).

Tolle, E., *The Power of Now: A Guide to Spiritual Enlightenment* (Hodder, 2001).

Williams, M. y Kabat-Zinn, J., *Mindfulness: Diverse Perspectives on its Meaning, Origins and Applications* (Routledge, 2013).

Relatos sobre la gestion de problemas graves de salud con la atención o la meditación

Bedard, J., *Lotus in the Fire: The Healing Power of Zen* (Shambhala Publications, 1999).

Bernhard, T., *How to be Sick* (Wisdom Publications, 2010).

Cohen, D., *Turning Suffering Inside Out: A Zen Approach to Living with Physical and Emotional Pain* (Shambhala Publications, 2003).

Rosenbaum, E., *Here for Now: Living Well with Cancer Through Mindfulness* (Satya House Publications, 2007).

Sadler, J., *Pain Relief without Drugs* (Healing Arts Press, 2007).

Sandford, M., *Waking: A Memoir of Trauma and Transcendence* (Rodale, 2006).

Shone, N., *Coping Successfully with Pain* (Sheldon Press, 1995).

Dolor

Bond, M., y Simpson, K., *Pain: Its Nature and Treatment* (Elsevier, 2006).

Cole, F., Macdonald, H., Carus, C. y Howden-Leach, H., *Overcoming Chronic Pain* (Constable & Robinson, 2005). Nicholas, M., Molloy, A., Tonkin, L. y Beeston, L., *Manage Your Pain* (Souvenir Press, 2003).

Padfield, D., *Perceptions of Pain* (Dewi Lewis Publications, 2003).

Wall, P., *Pain: the Science of Suffering* (Columbia University Press, 2000).

Wall, P., y Melzack, R., *The Challenge of Pain* (Penguin Books, 1982).

Apéndice

En las siguientes páginas presentamos formularios en blanco que el lector interesado puede fotocopiar y utilizar su para uso personal.

Diario de actividad cotidiana

Fecha					
Hora	Actividad	Tiempo empleado	Dolor al final (o cualquier otro síntoma que estés evaluando) (de 1 a 10)	Tensión al final (de 1 a 10)	0 (ningún cambio en el dolor o el síntoma) + (aumento del dolor o del síntoma) − (disminución del dolor o del síntoma) R (reposo)

Hoja de análisis diario

+ **Dolor extra** (o de cualquier síntoma que estés evaluando)	0 **Ningún cambio en el dolor** (o en cualquier otro síntoma que estés evaluando)	– **Reducción del dolor** (o de cualquier síntoma que estés evaluando)

Hoja de análisis del periodo de reposo

Fecha	Duración	Número total	Tiempo total

Registro de la línea de referencia de:

Línea de referencia:

Fecha	Nivel logrado	Notas

Enlace a todas las meditaciones que encontrarás en la web de la Editorial Kairós:

www.letraskairos.com/tu-no-eres-tu-dolor